edition suhrkamp

Redaktion: Günther Busch

Alexander Mitscherlich, geboren am 20. September 1908 in München, ist Ordinarius der Psychologie und Direktor des Sigmund-Freud-Instituts in Frankfurt am Main. 1969 erhielt er den Friedenspreis des Deutschen Buchhandels. Hauptwerke: *Auf dem Weg zur vaterlosen Gesellschaft, Die Unwirtlichkeit unserer Städte, Krankheit als Konflikt, Die Unfähigkeit zu trauern, Die Idee des Friedens und die menschliche Aggressivität, Der Kampf um die Erinnerung.*

Freiheit und Unfreiheit in der Krankheit ist zuerst 1946 erschienen. Das Buch hat in den verflossenen dreißig Jahren nichts von seiner Bedeutung verloren: Die Fragen, die es stellt, sind aktuell geblieben – Fragen nach dem Zusammenhang von Psychoanalyse und Anthropologie, von individueller Konfliktbewältigung und Aufhellung der Gattungsgeschichte. Mitscherlich erörtert das »Sinnproblem« menschlicher Selbstverwirklichung an Krankheitsphänomenen. Die Möglichkeiten und die Grenzen der Freiheitserfahrung stehen im Mittelpunkt seiner Auseinandersetzung mit dem naturwissenschaftlichen Krankheitsbegriff und mit der »Entmenschlichung unserer Sozialwelt«.

Alexander Mitscherlich
Freiheit und Unfreiheit
in der Krankheit
Studien zur psychosomatischen
Medizin 3

Suhrkamp Verlag

edition suhrkamp 505
Erste Auflage 1977

Inhalt

Vorbemerkung

Die anthropologischen Grundfragen, welche in diesem Buch behandelt werden, haben sich in den dreißig Jahren seit seinem Erscheinen kaum geändert. Es sind in vieler Hinsicht offene Fragen geblieben. Heute wie damals ging es um das Konzept von Freiheit als Erfahrung vor dem Hintergrund biologischer und humanpsychologischer Gesetzlichkeiten.

Es wird kaum eine einheitliche Definition der Freiheit – was sie sei – geben. Die Einengung der Freiheitserfahrung freilich, welche die Menschheit im Zuge ihrer massenhaften Organisiertheit hinnehmen mußte, beschwört unablässig Angst als die mächtigste Gegenkraft zur Erfahrung von Freiheit.

Es waren keine beruhigten Lebenserfahrungen eines alten Mannes, auf welche dieser zurückblicken könnte. Das Buch wurde in einer Phase größter individueller äußerer Unfreiheit niedergeschrieben. Es war 1943–45 ungewiß, welcher Grad freiheitlichen Lebens und ob überhaupt ein solcher in unserem Leben wiedererlangt werden könnte. Heute sind es andere Gefahren, die uns Angst einflößen, nicht mehr nazistischer Terror, es sind die stillen Vorgänge eines immer weiterschreitenden Auswaschens erfahrbarer Freiheit. Wir alle wissen nicht, zu welchem Ende das ungeheure Aufgebot an Energien um uns geschieht.

Der Autor hat den Gedanken dieses Buches in den letzten drei Jahrzehnten viel Aufmerksamkeit belassen. Er fand eine seiner Aufgaben darin, die hier skizzierten psychoanalytischen Theorien mit den anthropologischen Positionen zu verschmelzen.

Der Band erscheint unverändert in seiner aphoristischen Form; er bildet gleichsam den Auftakt zu den beiden klinischen Bänden *Krankheit als Konflikt* und der Einführung in die Psychoanalyse *Der Kampf um die Erinnerung*. Viele Grundpositionen blieben unberührt, der Autor hofft nur, es sei ihm gelungen, den Leser anzuregen, wie in einem Lückentext Fehlendes auszufüllen, und Gefährliches wahrnehmbar zu machen.

Die Entmenschlichung unserer Umwelt, genauer: unserer Sozialwelt, stellt eine chronische Bedrohung dar, der gegenüber wir die größte Aufmerksamkeit entwickeln müssen. Dabei müssen wir uns von der Einseitigkeit quantitativer Empirie zu befreien suchen und für eine Wissenschaft kämpfen, die die Sinnfrage in ihrem

Prozedere zuläßt statt sie aus dem Auge zu verlieren oder zu entwerten. Diese Sinnfrage wird in dem vorliegenden Band hauptsächlich an Krankheitsphänomenen erläutert. Eine tragische Situation besteht darin, daß bei allem Fortschritt der Medizin Arzt und Kranker sich nur noch relativ oberflächlich etwas zu sagen haben. Der Kranke, so formulierten wir, erwartet, »daß seine Krankheit als Geschichte verstanden« wird. Genau diese Erwartung kann ihm das Aufgebot naturwissenschaftlicher Methoden nicht erfüllen. Der Autor hofft, zu dieser Auseinandersetzung weiterhin beizutragen – wie schon vor dreißig Jahren.

Frankfurt am Main, im März 1977

Vorwort

In der kargen Zeit, die ein Arzt während des Krieges zwischen überfüllten Sprechstunden für sich finden konnte, sind die folgenden Notizen niedergeschrieben worden. Sie stellen Themen eines meditativen Selbstgespräches dar und haben noch nicht die Breite einer flüssigen, den Leser einfangenden Darstellung gewonnen. Trotzdem werden sie ihm einstweilen in dieser Form vorgelegt, die etwas von der Hast der Zeit, die sich aus kleinsten Abschnitten zusammensetzt, durchscheinen läßt. Vielleicht wird so auch etwas von ihrer Grundstimmung fühlbar, aus der heraus mühsam und befangen die Frage »Was ist der Mensch?« gestellt wird. Für den Verfasser stand sie hinter jedem Kranken, der zur Türe hereinkam, war sie in jedem schmerzgeprägten Gesicht zu lesen, wollte sie aus jeder Bewegung gedeutet sein, mit der einer seine Schilderungen begleitete. Und dies während draußen in der Welt Menschen sich mit Waffen, Schlauheit, Lüge und Aberwitz in Tod und Verderben stürzten – stürzen ließen, weil auch sie keine Antwort auf die Frage hatten.

Während der Verfasser diese tastenden Versuche zu einer reinen Anthropologie niederschrieb, konnte er kaum einen Blick in die Welt jenseits der Grenzen des Landes tun. Auch heute weiß er noch nicht, was man sich dort zur gleichen Zeit gedacht hat bei den Worten Krankheit, Freiheit, Einzelner. So hofft er, daß sein gedrängter Gedankenzug ein Echo finden möge und daß er ein Gespräch in Gang bringt, das wir so lange entbehren mußten und dessen wir so bedürftig sind.

Den tiefsten Dank schuldet der Verfasser dem Werke Sigmund Freuds, dessen Tiefblick auch die Finsternis der vergangenen Jahre zu durchwandern half.

Einem aus der ganz kleinen Zahl von Freunden, die der Krieg nicht genommen oder die Zeit im Wesen ihm entfremdet hat, möchte der Verfasser ausdrücklich danken: Curt Oehme, der ihm die unbestechliche Exaktheit der Naturwissenschaften anschaulich gemacht und durch gütige Kritik immer geholfen hat.

Heidelberg, 21. Dezember 1945   A. M.

I. Umgrenzung des Themas

1. Psychotherapie muß ein neues Leitbild vom Menschen entwerfen

Das große Aufsehen und der Meinungsstreit, die die Psychotherapie mit der Einführung ihres Begriffes des Unbewußten vor drei Jahrzehnten erregte, sind schließlich in die akademische Anerkennung dieses neuen Zweiges der Heilkunde ausgeklungen. Für die Psychotherapie bedeutet dies, daß ihre Problemstellung als solche nicht mehr bestritten wird; die polemische Rechtfertigung gegen äußere Widersacher ist gelungen. Damit hat ein neuer Abschnitt ihrer Entwicklung begonnen. In der psychotherapeutischen Forschung werden jetzt die Ergebnisse der bisherigen Bemühung zu ordnen sein; wobei es gilt, den Problemgehalt alles dessen, was bisher erfahren wurde, synoptisch zu überschauen.

Extremismus und Einseitigkeit, die provokatorisch und fast monoman waren, verdeckten bei der Auswertung der Erfahrungen zu Anfang – wie so häufig bei Denkrichtungen, die sich gegen erheblichen Widerstand zu entwickeln haben – bisweilen die bewegende Idee. Dem genauer Zusehenden konnte aber nicht verborgen bleiben, daß bereits in den ersten Entdeckungen und den Reflexionen, die sich an sie knüpften, mehr enthalten war als eine der schrittweise erfolgenden Bereicherungen der wissenschaftlichen Forschung. Die Entfaltung zu den mannigfachsten »Schulen«, in denen sich psychotherapeutische Forschung bald vollzog, zeigte in Modifikationen das gleiche: daß es um nicht weniger ging als den Entwurf eines Leitbildes vom Menschen, das sich vom bisherigen einer wissenschaftlichen Medizin sehr stark unterschied.

Den Ausgangspunkt bildeten zwar nur einige umstrittene, zuletzt mehr als stiefmütterlich behandelte Krankheitsbilder: die Hysterien, Phobien, Zwangsneurosen. Aber bald mußte man erkennen, daß manchen bisher unzweifelhaft als organisch aufgefaßten Krankheiten eine starke seelische Dynamik innewohnte. So wurden der Magendarmtraktus, die Blase, die abführenden Gallenwege, der Bronchialbaum, die Haut als mögliche Mittler seelischer Impulse erkannt. Als dann noch Infektionskrankheiten und endokrine Störungen ihren szenischen Wert in einem Drama zugesprochen erhielten, von dem man wußte, daß es die ganze Person ergreifen konnte, war die Grenze zwischen organischen und funktionellen oder psychogenen Krankheiten der psychosomatischen Beziehung in ihrer ganzen Breite und Tiefe aus verändertem Ansatz begriffen.

Nach der Überwindung von Widerständen, die ihre Existenz bestritten hatten, tauchte nun für die psychotherapeutische Forschung eine neue Gefahr auf. Sie lag darin, daß die nahe Beziehung, in welche die Psychotherapie mit der inneren Medizin und deren physiologisch-chemischen Problemkreisen oder mit der Konstitutionspathologie gekommen war, dahin zu führen drohte, daß sie ihre eigenständige Anthropologie mit Zügen einer Auffassung vom Menschen vermengte, wie sie in der naturwissenschaftlichen Forschung herrschte.

Zu der in der Psychotherapie festzuhaltenden Grundauffassung gehört aber das Postulat der radikalen Unvergleichbarkeit des Menschen mit anderen Gegenständen einer Wissenschaft – ein Gegensatz, den die naturwissenschaftliche medizinische Forschung prinzipiell zu überbrücken bemüht ist, und zwar von Abstammungs- und Entwicklungslehre angefangen in jedem ihrer Fächer. Immer erscheint der Mensch in einem seiner Teile als ein Naturwesen von abweichender, aber nicht von Grund auf verschiedener Organisation. Wie es in der Darwinschen Entwicklungslehre der Lebewesen symbolisch aufgefaßt werden kann, sollen von allen Seiten zum Menschen »Übergänge« führen. Es wird vom Standpunkt des Psychotherapeuten aus zu zeigen sein, daß es solche Übergänge für dessen Anthropologie nicht gibt, sondern daß der Mensch nur unter Beachtung einer vollständigen und durchgängigen Sonderstellung zu begreifen ist; und daß der »biologischen« Anthropologie die Beweislast für die von ihr aus ihrem Denkansatz notwendig gewordenen »Übergänge« allein zugeschoben werden muß. Am Beispiel der Abstammungslehre soll aufgewiesen werden, daß dieser Denkansatz nur schwer haltbar ist.

2. Zum Menschen gibt es keinen Übergang

Auch für die »Schulmedizin« – wie für jede Heilkunde seit je – ist der kranke Mensch der zentrale Gegenstand. Jedoch vermag kein Gewordenes über den Schatten seiner Vergangenheit zu springen. Seit die ersten Anatomen der Neuzeit den Mut hatten, das natürliche Widerstreben und die Sittengesetze zu überwinden und den Leib toter Menschen öffneten, seit sein Inneres in Gestalt seiner Organe zutage kam, hat sich die medizinische Forschung immerfort mit den Organen des Menschen befaßt, hat sie immer kleinere und dabei in ihrer Funktion immer bedeutungsvollere, wie Nebenniere, Nebenschilddrüse, Hypophyse=Zwischenhirn, entdeckt. Mit der Ausschließlichkeit ihrer Zuwendung hat sie aber auch unwiderruflich den Charakter der Organmedizin angenommen und ihre Gesamtansicht des Menschen auf die eines Organwesens reduziert.

Wenn die Psychotherapie ein anderes Menschenbild voraussetzt, so soll damit gewiß nicht die absurde Behauptung vertreten werden, als gäbe es zwischen der Welt der Lebewesen und dem Menschen keine Vergleichspunkte. Der Mensch besitzt Organe von ähnlichem anatomischen Aufbau und ähnlicher Funktion wie andere Säugetiere. Aber von dieser partiellen Ähnlichkeit her ist nicht der Schritt zu ihm zu tun, wenn man ihn in seiner Eigenart auffassen will. In diesem Fall nämlich erscheint nicht seine partielle Ähnlichkeit, sondern seine totale Unvergleichbarkeit. Dieser Gesichtspunkt scheint für viele Handlungen der ärztlichen Praxis, etwa die Operationstechnik, nicht bedeutungsvoll zu sein; aber wo sich ärztliches Spezialistenhandwerk zu einer ärztlichen Einstellung erheben will, wird man auf das spezifisch Menschliche als größte Frage und Aufgabe achten müssen.

Wenn man diese Aufgabe auch immer gesehen haben will, so muß doch eingestanden werden, daß man sie jedenfalls seit langer Zeit nicht angemessen behandelt hat. Damit entfremdeten sich Arzt und Kranker in einer tragenden Voraussetzung ihrer Beziehung: dem zwischenmenschlichen Verhältnis. Die greifbaren Erfolge, die der nach naturwissenschaftlichen Erkenntnissen handelnde Arzt bei der Behandlung sehr vieler Krankheiten seinem Patienten bieten konnte, verdeckte lange diesen Defekt.

3. Krankheit stammt nicht nur aus Organen

Die systematische Kritik des Krankheitsbegriffes der naturwissenschaftlich orientierten Medizin, wie auch des in ihr enthaltenen Bildes vom Menschen, erfolgte deshalb von der Beschäftigung mit Krankheiten her, welchen die »Organmedizin« nicht gewachsen war. Es waren dies die sogenannten »Psycho- oder Organneurosen«, die in der Erlebniswelt des Kranken häufig auf ein Organ bezogen werden, in welchem aber keine äquivalenten Defekte vorhanden zu sein brauchen. Diese Diskrepanz sollte geradezu den Charakter der Psychoneurosen bestimmen: »Für die Definition aller funktionellen Erkrankungen – im Gegensatz zu den organischen – wird gefordert, daß ihnen keine krankhaften anatomischen Veränderungen zugrunde liegen, und daß es sich klinisch um regelmäßig reversible Störungen handelt.«[1] Vom Standpunkt der klassischen Organmedizin aus besagt diese Definition, daß Psychoneurosen keine Krankheiten sind; und praktisch teilen weitaus die meisten Ärzte diese Auffassung. Vom Standpunkt des behandelnden psychotherapeutischen Arztes aus ist diese Definition aber ebenfalls nicht annehmbar, denn sie trifft die für die somatische Medizin charakteristische, alternative Scheidung in organisch oder funktionell. Wenn es auch so ist, daß etwa bei einer hysterischen Lähmung kein nachweisbarer Organbefund dem motorischen Ausfall entspricht, so ist damit noch nicht die Erscheinungsform des neurotischen Krankheitsgeschehens überhaupt erfaßt. Es hängt vielmehr vom Grad der Mißhandlung ab, den ein Organ zu erdulden hat, ob es nun funktionell »entgleist« oder zuletzt materiell zu verkümmern oder geschwürig zu zerfallen beginnt. Man denke etwa an das Magengeschwür, die tuberkulöse Einschmelzung des Lungengewebes usf. In jedem Fall ist es so, daß ein Leibteil von einer außer ihm und seinen gewohnten Leistungszusammenhängen stehenden Macht und zu einer ihm fremden Leistungsvariante gezwungen wird. Der Charakter der Neurose und ihr Ansatzpunkt im Organismus bestimmten den vielleicht irreversiblen Grad der Störungen. Würde jedoch die Diagnostik in einem solchen Fall auf den anatomischen Defekt oder Funktionsausfall gestellt, so unterläge sie einem Irrtum. Denn es handelt sich bei diesen körperlichen Symptomen nicht um primäre Vorgänge im Körper, sondern um Erscheinungen, die nicht ohne einen größeren Zusammenhang, ohne einen psychisches und somatisches Geschehen umgreifenden Gesichtspunkt treffend gewürdigt werden können. Was hier vor sich geht, ist für die Organmedizin von ihrem methodischen Ansatz her unbegreiflich.

Ganz gewiß ist mit einer unvoreingenommenen Auffassung des

---

[1] W. Jahrreiß, *Die sogenannten Organneurosen*, in: *Hdbch. d. Neurol.* XVII S. 478, Berlin 1935.

psychosomatischen Geschehens in den Neurosen ein sehr tiefes Problem der leib-seelischen Beziehungen gesehen, welches die Frage nach der Entstehungsmöglichkeit solcher Krankheiten rechtfertigt. Wer diese Frage zu stellen bereit ist, muß sich aber darüber im klaren sein, daß er auf die Durchforschung der Grundvoraussetzungen des ärztlichen Handelns nicht verzichten kann. Man muß dann dem Verhältnis nachgehen, das zwischen den Anforderungen besteht, welche der Kranke an den Arzt stellt, und den Mitteln, die diesem seine wissenschaftliche Erziehung in die Hand gibt. Die Kritik des Krankheitsbegriffes, wie er in der somatischen Medizin entworfen wurde, wird so zu einer Kritik der Gültigkeit und Übertragbarkeit naturwissenschaftlicher Erkenntnisse auf den Bereich ärztlicher Wissenschaft, insonderheit natürlich der Heilkunde.

4. Aufgabe ist die Erforschung der Entstehungsmöglichkeit speziell menschlicher Krankheit

Die in der Psychotherapie entwickelten Anschauungen haben sich in vielem sehr weit von der naturwissenschaftlichen Krankheitsauffassung entfernt; und nicht etwa, weil sie es mit anderen Krankheiten zu tun hätten, denn es wurde bereits darauf hingewiesen, wie intensiv sich der psychotherapeutische Arzt für Krankheiten zu interessieren begann, die bisher z. B. zur Domäne des Internisten oder Dermatologen gehörten. Sobald man einiges von der Möglichkeit begriffen hatte, nach der sich Neurosen entwickelten, hatte man einen neuen Schlüssel zum Verständnis der Pathogenese überhaupt.

Für eine fruchtbare Dialektik zwischen den Lehren der überkommenen Organmedizin und der sich konsolidierenden Psychotherapie kommt alles darauf an, daß die Tragfähigkeit der aus einer neuen Auffassung des Menschen erwachsenen theoretischen Denkansätze der psychotherapeutischen Forschung voll ausgenutzt werden. Ein frühzeitiger Kompromiß mit Forschungsweisen, die in noch so moderner und verfeinerter Weise auf der naturwissenschaftlichen Lehre vom psychophysischen Dualismus aufbauen, ist für die Psychotherapie und ihre tiefenpsychologischen Vorstellungen nicht erstrebenswert. Sie wird ohnedies weit hinter ihrem vorgestellten Leitziel – einer seiner eigentümlichen Fragwürdigkeit gerecht werdenden Auffassung des Menschen, also einer Anthropologie im Wortsinn – zurückbleiben müssen, denn die Anschauungswelt, aus der sie sich erhebt, wird ihr immer anhängen: die Tatsache nämlich, daß sie vom kranken Menschen ausgehen muß. Um so mehr gilt es, im Bewußtsein ihrer Grenzen die höchste erreichbare Selbständigkeit zu bewahren, um damit das Vermögen des Arztes nach Kräften zu bereichern. Damit ist zwischen der Psychotherapie und der »Schulmedizin« keine dogmatische Kluft aufgerissen, die unüberbrückbar wäre. In der Bemühung um den hilfsbedürftigen Menschen sind beide geeint. Dieser Mensch entzieht sich als Forschungsgegenstand der vollständigen Erfahrbarkeit im rationalen ebenso wie in jedem anderen System. Er erträgt es nicht nur, sondern verlangt es, aus der übergreifenden Einheit polarer Gegensätzlichkeit befragt, erforscht zu werden; auch der Vielheit von Blickpunkten, die sich gegenseitig nicht bedingen, bietet er noch eine Einheit, in der sie alle konvergieren. Es ist denkbar, daß man sich eines Tages darüber klar sein wird, daß naturwissenschaftlich und tiefenpsychologisch bestimmte Heilkunde sich zu keiner umfassenden einheitlichen Anschauungsform des Menschen ergänzen, obwohl dies unserem Blick, wenn er der historischen Entwicklung folgt, so vorkommt. Die Frageform der Tiefenpsychologie scheint durch das Ordnungsstreben der Naturwissenschaften, das der menschlichen Existenz gegenüber die Grenzen seiner Relevanz überschritten hatte, hervorgetrieben zu sein. Aber auch wenn es so ist, daß diesem Wesen – begabt, sich selbst zu befragen – urplötzlich wie in Mutationen immer neue Erkenntnisse einfallen, welche dann die Kritik zu verifizieren sucht, selbst dann bleibt für die tiefenpsychologische Forschung die Forderung ihre dialektische Eigenständigkeit entschieden zu wahren. Der Respekt vor der Unsumme von Mühen und Opfern, die das Gebäude der naturwissenschaftlichen Medizin errichten halfen, verpflichtet zur gleichen Verantwortlichkeit – nicht zur Hinnahme der dort formulierten Aussagen; denn die Anciennität der Lehren kann schließlich nicht die unruhvolle Bewegung verbergen, in welcher sich der Gegenstand, von dem gehandelt wird, befindet.

5. Ohne Kenntnis des Unbewußten nur lückenhafte Menschen- und Krankheitskenntnis

Der fundamentalste Unterschied zwischen Organmedizin und Psychotherapie liegt in dem, was beide unter Psychologie verstehen. Von welcher Seite auch immer die Organmedizin an die Erforschung geistig-seelischer Leistungen herangekommen ist, ob in der Frage nach ihrer Lokalisation im Zentralnervensystem oder in der Sinnesphysiologie, oder in der experimentellen Psychologie – immer beschrieb und beobachtete sie bewußte Akte des Denkens, Wahrnehmens, Reagierens, Wollens etc.

Das Verdienst, eine derartig lückenhafte Auffassung der seelischen Wirklichkeit überwunden zu haben, erwarb sich ohne Zweifel ein kleiner Kreis von Ärzten mit Sigmund Freud in der Zeit und dem Rang an der Spitze. Die Sinnaufhellung jenes besonderen Geschehens und Erlebens, das in neurotischen Krankheitsbildern endet, führte ihnen, so oft sie einen Kranken genau untersuchten, die Wirkungsweise außerbewußter psychischer Kräfte vor. Diese bestimmten entscheidend Wohl und Wehe eines Menschen, und zwar nur und gerade dann, wenn er dies nicht wußte, vielmehr in seinem Bewußtsein ablehnte, was chiffriert dann trotzdem in seiner Lebenswirklichkeit auftauchte. Wer die Kraft und Bedeutung dieses »Schattenreiches« der menschlichen Seele verkennt, kann es erleben, daß seine Dynamik – in ihrer Entwicklung gehemmt – zu gefährlichen Kräfteballungen führt, die sich mitunter explosiv entladen können, wobei dann dem bewußten Erlebnis lediglich die passive Rolle des überraschten machtlosen Beobachters zufällt. – Mit der Entdeckung und methodischen Durchforschung dieser obsoleten Herkunft aufdringlicher und unangenehmer Körpersensationen, z. B. eines unstillbaren Erbrechens, trat dann zu der die naturwissenschaftlich-medizinische Forschung immer begleitenden Grundproblematik der psychophysischen Relation ein zweiter Kreis von Fragen hinzu, in welchen das Verhältnis zwischen bewußtem geistig-seelischen und unbewußtem Dasein zur Behandlung drängte.

Was ist das Unbewußte? Welche positiven Gehalte lassen sich diesem negativen Sammelbegriff entnehmen? Zu der Darstellung der Ergebnisse der empirischen tiefenpsychologischen Forschung, also den Inhalten des Unbewußten, werden wir im vorliegenden Zusammenhang nicht gelangen. Ihnen werden in der Folge zwei selbständige Untersuchungen gewidmet sein; eine erste, welche eine allgemeine Übersicht über die Grundbegriffe der Psychotherapie gibt, und eine spezielle zweite, welche die Bedeutung der Lehren vom Unbewußten in ihrer Brauchbarkeit für eine praktische Anthropologie prüft. In der gegenwärtigen Abhandlung wird vorerst zu skizzieren sein, welche Vorstellungen von einem Beziehungsgefüge zwischen Materie, Leben, Geist die psychotherapeutische Forschung angetroffen hat, welcher Art die Bedingungen der Vorstellung gewesen sind und welchen Wandlungen sie unterworfen waren.

Ohne einige Hinweise auf die Struktur des Unbewußten, wie sie bisher in den Forschungen der Psychotherapie entwickelt wurde, ist jedoch bereits jetzt nicht auszukommen. Wir benennen deshalb die folgenden Eigentümlichkeiten des Unbewußten, vorerst ohne weitere Erklärung:

a) Die Inhalte des Unbewußten sind sinnvoll; sie verraten eine spezifische Erlebnisordnung der Person. Das Unbewußte vermag sowohl zu aktuellen biographischen Ereignissen wie auch zu vergangenen Stellung zu nehmen. Es besitzt eine große zeitliche Tiefe, aus der es Bilder wiederauftauchen lassen kann.

b) Dieses Vergegenwärtigenkönnen der Vergangenheit im Bereich des Unbewußten ist viel umfassender, als es der bewußten willentlichen Erinnerung möglich ist. Das Unbewußte erinnert aus Lebensabschnitten, die der spontanen bewußten Reflexion meist nur höchst fragmentarisch zugänglich zu sein pflegen, etwa die Zeit bis zur Pubertät oder die Kindheit vor Beginn der Schulzeit. Insbesondere beim Zustandekommen der Neurosen erwiesen sich die infantilen Reminiszensen als sehr aktiv.

c) Zudem spricht vieles dafür, daß unter den Inhalten des Unbewußten solche sind, die nicht nur dem einzelnen zugehören, sondern Gemeinschaftsbesitz der menschlichen Gattung sind. Man hat dieses Hinaus- und Zurückreichen des unbewußten Wissens, über die Begrenzung der individuellen Person hinweg, dieses Mitwissen an der Herkunft menschheitlicher Geschichte als »kollektives Unbewußtes« (C. G. Jung) bezeichnet.

d) Die Erinnerungen des Unbewußten sind von jeder konventionellen Beeinflussung unberührt. Sie spiegeln die Elementarauffassung einer Begebenheit durch den Menschen, der sie erlebt hat, bevor er sie noch in Relation zu sozialen Rücksichten bringen konnte.

e) Urteil, Handlung, Haltung – mit einem Wort: der tätige

Charakter des Menschen – werden vom Bewußtsein und vom Unbewußten in ständiger gegenseitiger Durchdrungenheit bestimmt. Wieweit in eine Handlung, in eine Anschauung unbewußte Intentionen hineinkompensiert sind, kann nur nach sehr sorgfältiger und der Eigenart des Unbewußten angepaßter Untersuchung deutlich gemacht werden.

f) Das Hauptcharakteristikum der unbewußten Inhalte besteht darin, daß sie weder einsinnig wirken noch in sich einsinnig sind. Die prinzipielle Vieldeutigkeit jedes unbewußten Inhaltes bringt ihn in Verwandtschaft mit dem Symbolischen, welches Wort, vom Griechischen συμβάλλειν abgeleitet, die Vielfältigkeit, Gemischtheit ausdrückt. Das symbolische Begreifen ist ein Begreifenwollen des Transzendenten und muß sich deshalb immer wieder mit dem Begreifen aus der Indirektheit, aus Zeichen, begnügen.

Zum Schluß ist noch darauf hinzuweisen und immer im Auge zu behalten, daß eine derartige begriffliche Zusammenfassung von Leistungen in einem Wort: *das Unbewußte*, nicht den Eindruck hinterlassen darf, als handle es sich vergleichsweise um ein neuentdecktes Organ. Derart konkretisierende Ausdrücke sind immer als Hinweise zu verstehen, als technische Mittel der Verständigung. Wenn unsere Psychologie einst über ein feineres Ausdrucksvermögen und weitere empirische Kenntnisse verfügen wird, kann sicher dieser Terminus *das Unbewußte* verlassen werden – sicher aber zugleich der ebenso unerlaubte *das Bewußtsein*. Dies wird einen großen Fortschritt im Selbstverständnis des Menschen anzeigen. Im Augenblick ist aus der dialektischen Position zur Bewußtseinspsychologie auf den Begriff *das Unbewußte* nicht zu verzichten.

6. Krankheit steht repräsentativ vor den Begebenheiten im Hintergrund

Nach Anschauung der in der psychotherapeutischen Arbeit entwickelten Tiefenpsychologie können also selbst einfache Entschlüsse, Handlungen, Ansichten des Menschen durch die Mitbestimmung des Unbewußten den Charakter des Symbolischen annehmen. Sie können als Projektionen unbewußter Strebungen gelten. Es wird zu zeigen sein, daß man durchaus sinnvoll – ja gerade erst sinnbringend – selbst an scheinbar nur rationalen Begriffen den

Symbolgehalt wahrnehmen kann, der durch die Mitwirkung des Unbewußten bei ihrer Entstehung sich mit ihnen verschmilzt. Wenn man dem Unbewußten solche determinierende Kraft zubilligt, dann wird es notwendig, die Erscheinungs- und Gedankenwelt des Menschen in zweifacher Hinsicht zu durchforschen:

Einmal, indem man auf den vordergründigen Gehalt der Erscheinungen und Gedanken achtet, auf das, was gemeinverständlicher Bedeutungsgehalt an ihnen ist, wie er durch Erfahrung, Erziehung, Eigenart, Lebensschicksal großer Menschengruppen oder bei abstrakten Begriffen aus dem Zwang der logischen Deduktion festgelegt erscheint. Dabei kommen aber bereits die mannigfachsten Eigenschaften der Dinge oder Reaktionen und Gedanken des Menschen vor, die die gemeine Vernunft nicht zu bewältigen vermag.

Zum anderen wird auf den repräsentativen (symbolischen) Charakter von Handlungen des Menschen oder dem, was er als »Welt« auffaßt, zu achten sein. D. h. auf jenen Gehalt von Sein und Gedanken, in dem neben der gemeinten Mitteilung die unausgesprochene, vom Bewußtsein ungewollte und unerkannte, hintergründige Sinnhaftigkeit dargestellt wird.

7. Notwendigkeit der Durchsicht auf die Hintergründe

Angewandt auf einen einfachen Krankheitsfall – etwa eine hysterische Armlähmung – würde eine derartige doppelte Sicht bedeuten, daß das Organ mit allen zur Verfügung stehenden Untersuchungsmethoden auf seinen Zustand geprüft würde. Fände sich auf der Suche nach Symptomen dann keine Abweichung von normalen Ergebnissen, so würde dies noch nicht den Abschluß der Untersuchung bilden, an die sich dann die mehr oder weniger verhüllte moralische Verurteilung des Kranken durch den Arzt: als Schwindler oder kaum ehrenvoller als »Psychopathen«, anschlösse, vielmehr wäre nach der repräsentativen Bedeutung einer solchen Lähmung für den nach einer sinnerfüllten Lebensentwicklung trachtenden Menschen zu forschen. Gelingt es hierbei, Aufschlüsse zu erhalten, so ist damit zugleich ein weites Tor für die Therapie eröffnet, die ohne den Standortwechsel zur Bedeutungsforschung symptomatisch, d. h. beliebig, geblieben wäre.

Hier zeigt sich bereits eine der wichtigsten Arbeitshypothesen der Psychotherapie sensu strictiori; sie strebt nach Erkenntnis weiterer

Sinnzusammenhänge, weil für sie Erkenntnis Voraussetzung der Heilung ist. Wobei dieser Satz vom jeweiligen Vollzug des Erkennens bestimmt wird. Aus der negativen Formulierung wird dies ebenfalls klar; die Unheilbarkeit setzt dort ein, wo für den Kranken die Erkenntnismöglichkeit endet. Daß dies bei den verschiedenen Menschen verschiedenen Orts der Fall sein wird, ist selbstverständlich. Dadurch wird aber auch der große Wechsel im therapeutischen Erfolg der Psychotherapie verständlich, bei der einmal eine einfach aussehende Hysterie unauflösbar, ein anderes Mal eine schwere Zwangsneurose zu überwinden ist.[2]

8. Stellung der Heilkunde zu den Wissenschaften – ihre Leistung für eine reine Anthropologie

Die Erfahrung, daß man mit der Suche nach dem unbewußt gebliebenen Bedeutungsgehalt einer Krankheit dem erkrankten Menschen Hilfe zu bringen vermag, genügt, um die Methode des Suchens als ärztliche Handlung zu rechtfertigen.

Da aber die Art der tiefenpsychologischen Betrachtungsweise im ganzen ein anderes Bild vom Menschen präjudiziert, als es die geltenden naturwissenschaftlichen und philosophischen Anthropologien bieten, kommt es uns darauf an, nicht allein an der Entste-

---

[2] Man wird auch für die genuinen Psychosen eine im Unbewußten verankerte Entstehungsweise annehmen dürfen, so daß für sie ebenfalls die Heilungsaussichten auf dem Vermögen der »Erkenntnis« beruhen. In den wenigen beobachteten Fällen, in denen es nicht nur zu einer therapeutisch erzwungenen oder spontanen Remission, sondern zu eigentlicher Heilung kam, gelang es, die Paranoia auf unbewußtes Erleben zurückzuführen. Wenn auch die Entstehung der Psychosen – wie die der Neurosen – sich nicht ohne Einwirkung des Unbewußten vollziehen kann, die Gespaltenheit der Person in bewußte und unbewußte ist hier eine so tiefgehende, daß die paranoiden Inhalte nicht mehr in ihrem repräsentativen Wert für die unbewußte Seite der Person erhellt oder ergründet werden können. Sie bleiben »uneinfühlbar«, nicht bloß unangemessen wie die Inhalte der Neurosen. Oft scheint es auch, daß der erlebte Konflikt die Niveauhöhe des erkrankten Menschen übersteigt, seine Tages- und Nachtseiten sind gleichsam inkongruent. Es ist nicht verwunderlich, daß für die Beweisführung einer derartigen Interpretation der Psychosen nur wenig Material vorliegt, denn der Verzicht auf Verständnis ist bereits in der Definition als »Wahn« enthalten. Über die nicht geringen Schwierigkeiten der Neurosenbehandlung hinaus steigert sich die Mühe der Therapie, und zugleich schwindet die Hoffnung auf Erfolg. Und doch wird nur von einer derart beschwerlichen Forschung wirkliche Einblicke in den Innenraum der Psychose zu erwarten sein, die alle phänomenologischen und organologischen Untersuchungen bisher schuldig geblieben sind.

hung von Krankheiten die Wirksamkeit eines Unbewußten zu erläutern, sondern seine Einflüsse bzw. Reaktionen auf die Entstehung von »Weltbildern« zu verfolgen, ohne die keine geordnete Wissenschaft auskommt. Und zwar läßt sich diese Frage deshalb nicht vermeiden, weil der veränderten Auffassung der Psyche notwendig eine Wandlung der Welt korrespondieren muß, an die der Mensch in der psychosomatischen Einheit seiner Existenz gebunden bleibt.

Das Unbewußte ist aber selbst nur ein Ausdruck des spezifisch menschlichen Seins in seiner eigentümlichen Geprägtheit. Unter Überspringung aller definitorischen Schwierigkeiten fassen wir es in der Möglichkeit, am Geistigen teilhaben zu können – und dies ist immer eine Macht, die aus der Transzendenz wirkt. Durch diese Teilhabe ist der Mensch in allen Weisen seines Seins durchgehend geprägt, also auch in seiner Art des Leib-Habens. Durch die Immanenz des Geistigen in ihm – in der Weise des Wissenkönnens, des freien Vergegenwärtigenkönnens – ist der Mensch im Kreis des Lebendigen in der Tierreihe und zuletzt noch unter seinesgleichen separiert.

Aufzuweisen, wie er in seinem Innern einer solchen Lage Herr wird, welche Kompromisse er ihren Schwierigkeiten und Nöten entgegenstellt, kann jetzt nicht mehr als Aufgabe der Theologie oder Philosophie allein aufgefaßt werden. Wenn Geistiges sich in der Gestalt des Menschen auszudrücken vermag, dann auch dort, wo diese Gestalt zerstörerischen Einflüssen unterliegt. Das bedeutet also, daß auch medizinische Forschung, nachdem sie lange die »natürliche« Seite des Menschen allein zu erfassen sich bemühte, nun durch ihre eigentliche Absicht zu helfen auf neue Probleme sich verwiesen sieht, die aus dem Durchwirktsein der menschlichen Organisation mit geistigen Gestaltungskräften entstehen.

Deshalb sei vorerst, gleichsam zur dialektischen Orientierung der Untersuchung und um ihre kritische Begründung zu fördern, die Frage gestellt: Vermag die Heilkunde aus der Art und Weise naturwissenschaftlicher Forschung eine für ihre Aufgabe zureichende Wesensbestimmung des Menschen zu gewinnen?

Ihr übergeordnet bleibt die zweite Frage, die inmitten eines noch keines Zieles gewissen Suchens gestellt wird: Was folgt aus der Analyse des Bedeutungsgehaltes der bestehenden Naturwissenschaften und den schon errungenen Erkenntnissen der Tiefenpsychologie (d. h. der Psychologie einschließlich des Unbewußten) für eine spezifische, mehr als spezialistische Wissenschaft vom Menschen?

In der zweiten Frage schwingt nichts mehr von Kritik mit; in ihr sieht sich die Psychotherapie vor ihre Kernfrage gestellt. Wie sie diese Frage beantworten wird, entscheidet über ihr Schicksal in der Geschichte der Wissenschaften und über ihren Rang unter ihnen.

II. Grenzen der Methode und Abweisung des methodischen Übergriffes

1. Der Sitz der Krankheit soll in der wissenschaftlichen Medizin präzis festgestellt werden

Zu den größten Anstrengungen der naturwissenschaftlich orientierten Medizin gehört es, Krankheiten, die sich aus den Empfindungen des Kranken nicht unmittelbar erschließen lassen, in einem bestimmten Organ zu lokalisieren. Es handelt sich dabei – besonders bei Krankheiten der inneren Organe – um ein Problem, welches trotz Abgrenzung fester Krankheitsbilder keineswegs prinzipiell lösbar ist, vielmehr an die differential-diagnostische Kunst des Artzes von Fall zu Fall neue Anforderungen stellt. Eine Affektion des Ischiasnervs ist relativ einfach zu erkennen. Schmerzen im Oberbauch, Abmagerung, ein allgemeines Krankheitsgefühl, abnorme Müdigkeit stellen den Arzt bereits vor ein sehr viel komplexeres Geschehen.

Seinen Überlegungen liegt dabei die allgemeine Prämisse zugrunde: Krankheiten sind Erlebnisse, denen Veränderungen an einem oder mehreren Organen, mindestens aber an ihren Leistungen entsprechen. (Dabei verläßt man mit der Einschränkung des Krankheitsbegriffes auf Funktionsstörungen nicht die Definition der Krankheit als Organkrankheit, denn Funktionsstörung bedeutet meßbare Änderung, z. B. des Stoffwechsels, verringerte Sekretion, veränderter Rhythmus einer in größerem Funktionszusammenhang geforderten Teilleistung usw.)

Auch in seiner Umkehrung spricht der Satz die gültige Grundvoraussetzung der klassischen medizinischen Forschung aus: Wo keine Organveränderungen und keine meßbaren Funktionsstörungen am Organ gefunden werden, handelt es sich nicht um eigentliche Krankheiten. Daß sich dabei etwa für so eindrucksvolle Erkrankungen wie es die Psychosen sind, kein eindeutig verwertbarer Organbefund ermitteln ließ, wurde auf die noch unzureichenden Untersuchungsmethoden, nicht auf den methodischen Ansatz bezogen, wie die Unzahl von anatomischen und Stoffwechsel-Untersuchungen gerade dieser Krankheiten beweisen.

2. Nach der Trennung von Leib und Seele wird die Frage der Dominanz entschieden. Die These vom Einfachen in der Natur. Die Reflexion bestimmt den Menschen als naturfremdes Wesen. Die Antinomien

Eine solche Auffassung der Krankheit, die dahin zielt, die Pathologie zu einer Wissenschaft meßbarer Körpervorgänge zu machen, sieht die Krankheit durch ein materielles Geschehen charakterisiert. Sie gehört zum Bereich des »Natürlichen«, wobei die Natur der Oberbegriff aller physikalisch-chemischen Vorgänge ist, denen die Elemente unterworfen sind. Aus einem solchen theoretischen Ansatz mußte die Konsequenz gezogen werden: Wenn Krankheiten – es wird immer nur von den Krankheiten des Menschen gesprochen – nicht nur ein an die Materie gebundenes Geschehen darstellen, sondern der Empfindung Krankheit ein Organdefekt oder eine Funktionsstörung im Organ vorangehen muß, dann folgt daraus, daß Empfindungen Sekundärphänomene sind, während den materiellen Vorgängen Primärcharakter zukommt.

Diese Entwirklichung der Empfindung war schon durch eine Unterscheidung Galileis angedeutet. Er trennte an den Dingen die durch Maß und Zahl faßbaren Eigenschaften von denen ab, die ihre phänomenale Fülle ausmachen, und wollte nur durch die ersteren eine »wahre Naturerkenntnis« ermöglicht sehen. Die objektive Wahrheit der Zahl wird über dem Schein der Sinne und der Relativität des Sinnlichen aufgerichtet. Aus dem Sinnentrug sollte auch die Descartessche Trennung von Leib und Seele befreien, hinter der als letzte Maxime das Postulat steht, ein »einziges Prinzip höchster und absoluter Gewißheit« als Ordnungselement des Seienden zu erlangen – ein Postulat, dessen Autorität bis heute in der Naturwissenschaft auf breitester Basis unerschüttert und gültig scheint.

Leib und Seele zu trennen ist natürlich eine Versuchung, die sehr alt ist. Auch die Reduktion der Urphänomene aufeinander wurde schon in der vorsokratischen Philosophie spekulativ versucht. Was die gewaltige und nachhaltige Bedeutung des gleichen Unternehmens in den modernen Naturwissenschaften bestimmte, war die Verquickung dieses Reduktionsverfahrens mit Logik und empirischer Kontrolle. Trotzdem ist nicht zu leugnen, daß in einer solchen systematischen und deduktiven Durchforschung der Welt der Erkenntniswunsch zwar mit Ergebnissen, die in einem bisher un-

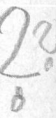

gewöhnlichen Maß durch die Erfahrung gesichert waren, befriedigt wurde; andererseits war dafür aber auch eine empfindliche Einschränkung in Kauf zu nehmen, die sich allerdings erst in einer späteren Entwicklungsphase des wissenschaftlichen Weltbildes fühlbar machte. Denn nur das »Einfache« konnte den Ausgangspunkt für die mathematisch-rational befriedigenden Auflösungsversuche in der »wahren Naturerkenntnis« bilden. So konnten die erstaunlichsten Usurpationen theoretischer und praktischer Art bei der Bewältigung der Wirklichkeit nicht ausbleiben. Aber es dauerte Jahrhunderte, bis wieder Stimmen ernst genommen wurden, die deutlich zu machen sich bemühten, daß die Natur, sobald man die Fiktion eines in ihr überall und allezeit waltenden, folgerichtigen Ordnungsprinzips verläßt, nicht »einfach« ist – auch nicht in den Vorgängen, die sich scheinbar mühelos der Kausalanalyse fügen. Der rationale Empirismus der angewandten Naturwissenschaften zumindest enthüllt sich deshalb, wo er nicht fachliche Arbeitshypothese bleibt, also in irgendeinem Sinn fragmentischer Natur ist, sondern Welterkenntnis bringen soll, als durchaus spekulativ, idealfundiert. Vom freien Fall und seinen Gesetzen zur Flugbahn eines Vogels, zum Entschluß eines Sprungs und zu dessen Ablauf führt keine innere Kontinuität, auch wenn die physikalischen Weltgesetze dort mitgestaltend sind.

Dieser Umschlag von Realismus am Anfang in Idealismus am Ende ist nicht beabsichtigt; er erfolgte aus einem zwingenden Prinzip innerweltlichen Ausgleichs, einer Gegenläufigkeit, Enantiodromie, die unabwendbar dort einsetzt, wo die Leistungsfähigkeit eines Bewältigungsversuches ihre methodischen Grenzen unzulässig ausweitet. Der kausale Rationalismus als mundanes Erkenntnisprinzip ist »unnatürlich«.

Schon bei Descartes, dessen Trennung von physischen und psychischen Faktoren so verlockend vereinfachend war, wird das Streben in »wahrer Naturerkenntnis« auf die physische Seite gerichtet; wobei die Natur eben als rational in Gang gesetzte Apparatur zur Kenntnis genommen wird. Soll nun sogar die »Natur« des Menschen bewältigt werden, dann wird die Bestimmung schon deshalb verfehlt, weil die Natur als Leben verfehlt wird. Um zu verfolgen, inwiefern der Mensch auch biogenetisch nicht mehr verstanden und in seiner Erscheinung bewältigt werden kann, muß man aber zuerst im Besitze einer selbständigen, nicht mechanisch usurpierten Biologie sein.

Es ist des öfteren schon darauf hingewiesen worden, daß man in die größten Irrtümer verfallen kann, wenn man eine Erscheinung, z. B. ein Lebewesen, aus einer »Merkmal-Tabelle« ableitet, wie sie sich bei jeder systematischen Einordnung eines Wesens methodisch anbietet. Dies kommt daher, daß die Wahrnehmung die Wirklichkeit nicht additiv aus Einzelakten aufbaut, sondern »nach einem Gesamteindruck, in dem geradezu unzählige Merkmale in solcher Weise eingewoben sind, daß sie zwar die unverwechselbare Eigenart des Eindruckes bestimmen, gleichzeitig aber in ihr aufgehen. Deshalb bedarf es einer ziemlich schwierigen analytischen Arbeit, um sie aus dieser Gesamtqualität, in der sie gesondert gar nicht mehr ohne weiteres bemerkbar sind, einzeln herauszuschälen«.[3] Auch der strengste Systematiker lebender Erscheinungen bedarf deshalb eines »systematischen Taktgefühles«, wenn er ordnend vorgeht; dieses macht geradezu das Format eines morphologischen Forschers aus. Gibt man der Wahrheit die Ehre, dann muß man aller Menschen Züge wahrnehmen, die über die Kategorien des Natürlichen hinausweisen in die Gründe einer metabiologischen Existenz. Wer systematisch vergleichend aus der Tierreihe zum Menschen »aufsteigt«, der muß erkennen, daß der Mensch in vielem ein naturfremdes Wesen ist.

Damit soll selbstverständlich in keiner Form auf Pathologie abgezielt sein. Sie gehört zur Natur und ihrer Antinomie. Auch wo Natur sich selbst aufzuheben scheint, ist diese Bewegung in einem ein »Kunstbegriff, viel Leben zu haben«[4]. Als naturfremd wird vielmehr der die Fundamentalkomponenten des Naturgeschehens überspringende Vorgang der Reflexion, der Selbstbezogenheit bezeichnet, in der sich das Subjekt schöpft.

In der Reflexion steckt immer Leiden. Insofern kann die menschliche Leidenslehre dann doch von der metabiologischen Problematik in die spezielle Pathologie von Körpervorgängen hineinführen.

---

[3] Konrad Lorenz, *Psychologie und Stammesgeschichte*, in: *Die Evolution der Organismen*, hgg. v. G. Heberer, Jena, 1943, S. 107.

[4] Goethe, *Die Natur (Journal von Tiefurt*, 1782, 32. Stück.) – Franz Schultz hat unlängst überzeugend dargetan (*Der pseudogoethische Hymnus an die Natur*, in: *Festschrift für Julius Petersen*, Leipzig 1938, S. 79 ff.), daß dieses Stück des *Journals* nicht von Goethe selbst stammt, sondern die Übersetzung eines antiken orphischen Hymnus darstellt, die wohl von dem Schweizer Georg Christoph Tobler herrührt. Diese Entdeckung, philologisch reizvoll, ist auch sachlich eindrucksvoll. Sie beweist das Alter der Erkenntnis, daß der Charakter der Natur nicht rational auffaßbar, sondern nur antinomisch verstehbar zu machen ist.

Sie rückt gleichsam den umgekehrten Entwicklungsweg vor Augen, den der Mensch reifend von Natur zu Geist gegangen ist und der nicht endet, sondern das Ertragen der Spannung zwischen beiden verlangt. Hiermit ist nicht erneut irgendeinem Dualismus analog dem von Leib und Seele, etwa dem von Natur und Geist, das Wort geredet; es wird vielmehr ein Spannungsverhältnis polarer, d. h. sich gegenseitig bedingender, Natur wahrgenommen.

Es gibt Krankheiten, welche nur als Fiasko eines Lebens zwischen den Polen verständlich werden. In ihre Aktualität spielt die seelisch-geistige Gegenwart des erkrankten Menschen ebenso herein wie seine körperliche; sie wird begreiflich als Rückschritt von der Ichhaftigkeit (und ihren Leiden) in die anfängliche Körperlichkeit (und ihre Schmerzen).

Später wird ausführlicher von diesem Vorgang zu sprechen sein. Hier ist einstweilen zusammenzufassen, daß das Problem der Krankheit in einer Humanpathologie einen zweifachen Anspruch an jeden Lösungsversuch stellt: Die biologische Forschung darf in der Natur nicht auf die Fiktion »einfacher« Tatbestände rekurieren, sondern sie muß in der ständigen Vergegenwärtigung der Komplexheit alles Lebens eine Wissenschaftskategorie erblicken. In diesen antinomischen Prozeß der Natur (Geburt durch Tod) ist der Mensch dann wiederum mit einer neuen Reihe für ihn charakteristischer Antinomien eingebunden (Geburt und Unsterblichkeit, Notwendigkeit und Freiheit), die ihrerseits die ihnen angemessene Behandlung verlangen.

Ohne ein Bewußtsein von diesen Tatsachen werden sich Arzt und Kranker nicht in einem Heilung versprechenden Verhältnis treffen können. Eine derartige Behauptung verlangt dann natürlich eine Definition des Begriffes »Heilen«. Zu oft heilt Natur sich selbst, zu oft scheint die Wahrheit dieses Satzes als Erfolg einer therapeutischen Methode mißdeutet. Es muß zugegeben werden, daß es schwerfallen dürfte, für eine Unzahl banaler Leiden eine derart gewichtig fundierte Heilkunde in Bewegung zu setzen; aber für alle großen Krankheiten können Krankheit und Heilung nur dann eine den natürlichen Zufall übersteigende Bedeutung erhalten, wenn bei beiden bewußt bleibt, daß sie dem Menschen immer auch in der Weise seiner Naturfremdheit zustoßen bzw. aufgegeben sind. Als organisch Kranker erlebt er sich ausgeliefert an die Fremdheit der Naturprozesse, und doch ist es je und je »seine Natur«, die hier agiert und reagiert. Die eigentliche Schulung der

Selbstwahrnehmung muß also darin bestehen, gerade in diesen ungebärdigen Spontanleistungen der Organe, die oft bewußt mit der bewußten Lebensplanung peinlich erfolgreich konkurrieren, sowohl zur Naturordnung gehörende Prozesse wie zum Subjekt gehörende Ausdrucksbewegungen zu erkennen. Heilung bedeutet dann also nicht allein Reparation der Funktion oder des Organs, sondern einen Vorgang, in dem Erkenntnis mitläuft und gefordert werden muß. Vielleicht haben die Legionen Fälle, in denen dieses Axiom einer Anthropotherapie ignoriert wurde, am Ende zur unleugbaren Krise der Medizin der Gegenwart hingeführt.

3. Leib und Seele sind voneinander abhängig. Dies darf nicht mit Unselbständigkeit beider in der Existenz verwechselt werden

Das Krankheitserlebnis stellt freilich nur einen relativ engen Ausschnitt aus der menschlichen Erlebniswelt dar. Er bestimmt den Inhalt dieser Untersuchung, aber es hat für die Analyse der naturwissenschaftlichen Erkenntnismethode beispielhafte Bedeutung. Denn an ihm läßt sich die Grundauffassung zeigen, die den psychischen Qualitäten dort zuteil wurde (speziell natürlich in jenen Forschungszweigen, welche sich mit den Sinneswahrnehmungen oder seelisch-geistigen Leistungen zu befassen hatten). Hier wird erkennbar, daß die Auffassung herrscht, psychische Leistungen würden aus Organleistungen bzw. aus Vorgängen in der Materie disponiert. Dies bedeutet eine dualistische Grundhaltung, die auch in modernen »Ganzheitsbetrachtungen« nicht überwunden ist, wenn dort behauptet wird, »daß ›Seele‹ und ›Geist‹ keine vom Körper und seinen Lebensgesetzlichkeiten unabhängige Existenz führen«[5]. Von Unabhängigkeit zu reden steht dem Urteil des Menschen gewiß nicht zu, da er nur leibhabend zu erfahren vermag. Nicht zu verwechseln mit Unabhängigkeit ist jedoch Selbständigkeit, und diese muß Seele und Geist zugebilligt werden. Sie konstituiert die Polarität der Verhältnisse, von denen oben gesprochen wurde. Unabhängigkeit von Physis und Psyche zu behaupten, ist eine Spekulation, wie sie die Theologie kennt. Die Selbständigkeit beider zu leugnen, bedeutet Blindheit, zumindest einen erstaunlichen Mangel an »systematischem Taktgefühl«.

[5] Konrad Lorenz, l. c., S. 105.

Da von Anfang an eine Reihe von Krankheiten im Ansatz der naturwissenschaftlichen Medizin nicht zu bewältigen waren, ist es gestattet, hier die Grenze der Methode zu sehen, die sich auch in größeren Zusammenhängen gezeigt hat. Selbst im Fall der großen Psychosen, deren Entstehung bisher auch keine andere pathogenetische Forschung ganz überzeugend aufhellen konnte, bleibt es erlaubt, in Frage zu stellen, ob sie als Folgezustände organischer Vorgänge entstehen, oder ob bei ihnen ein genuin immaterielles Geschehen den Akt ihrer Entstehung bestimmt. Für andere Krankheiten, wie die große Gruppe der Neurosen mit allen ihren Übergängen zur Organkrankheit, ist eine genetische Aufklärung gelungen, die mit ausreichender Sicherheit sowohl den realen Krankheitscharakter wie auch die Tatsache beweist, daß hier nicht primär ein Geschehen der Körperorganisation zur Krankheit führt.

4. Enge jedes methodischen Standpunktes

Im Augenblick soll jedoch nicht die beweisende Kasuistik für diese von dem klassisch-medizinischen Krankheitsbegriff sich unterscheidende Auffassung erörtert werden. Es kam nur darauf an zu zeigen, daß die Definition von Krankheit durch den methodischen Standpunkt bedingt ist. Der große Aufschwung der abendländischen Heilkunde – die Verfeinerung ihrer Diagnostik, die subtile Nosologie, der großartige Aufbau einer praktischen Therapie – schien den methodischen Ansatz, der aus dem großen Gebäude der Naturwissenschaften entnommen war, gegen jeden Einwand zu sichern. Daß er trotzdem erfolgte, und zwar in zeitlichem Zusammentreffen mit überraschenden Entdeckungen auch im Bereich der Zentralwissenschaft exakter Naturforschung, der Physik, scheint nicht zufällig, sondern weist darauf hin, daß »die Phase eines revolutionären Umsturzes im Wesen der Naturbetrachtung«[6] und somit auch der Betrachtung des Menschen angebrochen ist.

Die mechanistische Biologie – um es zu wiederholen – hatte dem Konzept zugestimmt, daß die psychischen Vorgänge, die Welt des Geistes und der Seele, nicht nur für unser Auffassungsvermögen an die Stofflichkeit des Organismus gebunden sind, sondern ein

[6] G. von Bergmann, *Das Weltbild des Arztes und die moderne Physik,* Berlin 1943, S. 58.

genuin der Stofflichkeit entstammendes Geschehen darstellen. Daraus mußte sich als nächste Folge ergeben, daß die Gültigkeit des Kausalgesetzes auch für die psychischen Vorgänge anzuerkennen war; da sie nicht vom Leben eines Wesens trennbar sind, war damit der Kausalismus zu einer allgemeinen Gesetzlichkeit erhoben. Das oberste Prinzip Descartes' schien gewonnen. Der Satz: Wo Materie sich verändert, dort herrscht Kausalität, war lange Zeit ebenso unbestritten wie der andere Satz: Wo seelische Regungen, Gefühle, Bewußtsein, Gedanken auftreten, dort liegen Organvorgänge zugrunde.

Es scheint heute fast banal, auf diese so häufig nachgezeichnete Entwicklungslinie der Naturwissenschaften hinzuweisen. Denn sie ist, was Materialismus wie auch was Kausalismus betrifft, längst durchbrochen. Die Quantenphysik hat die Gültigkeit des Kausalprinzips im atomaren Geschehen nicht bestätigt gefunden. In der biologischen Forschung hat seit den unbestrittenen Experimenten Drieschs ein kritisch fundierter »Vitalismus« an Boden gewonnen, der dem Kausalprinzip für das Verständnis der Lebensvorgänge eine finale Determinationsweise an die Seite stellte, und schließlich führten die Bemühungen um das Wesen der Neurosen den Arzt vor Weisen des menschlichen Verhaltens, die nicht mit leiblichen Vorgängen parallelisiert oder sonst aus somatischen Bedingungen abgeleitet werden konnten und die eine Wandlung in der Auffassung der menschlichen Existenz erforderlich machten.

Eine Skizze der Grundeigentümlichkeiten der modernen Naturforschung, die vergröbern, aber die Generallinie nicht verfälschen darf und die Originalität nicht beansprucht, ist nunmehr notwendig. Denn nur eine kategorische Klärung der Grundbegriffe kann vor dem Mißverständnis der weiteren Absichten des Diskurses bewahren.

5. Ausdrucksgemeinschaft vorzüglich körperlich und vorzüglich psychologisch bestimmter Krankheiten

In neuerer Zeit ist zwar von medizinischer Seite häufig auf das Mehrschichtige und wechselseitig sich Bedingende im Krankheitsgeschehen aufmerksam gemacht worden, auf den funktionellen Überbau bei Organkrankheiten und auf den organischen Kern wesentlich psychogen imponierender Krankheitsbilder. Es wurde darauf hingewiesen, daß es nicht das Ziel der Differentialdiagnose zwischen neurotischer und somatischer Erkrankung sein kann, »zu entscheiden, ob eine neurotische oder somatische Krankheit vorliegt, daß vielmehr die Aufgabe gestellt ist, sowohl das Somatische als auch das Neurotische am Kranken und jedes in seiner besonderen Bedeutung zu beurteilen«[7]. Immer wieder folgt jedoch die überragende Mehrzahl der Ärzte einer alternativen Scheidung in leiblich-seelisch und verweilt unter dem Gesetz der jeder Wissenschaft immanenten Wertethik in diesem Falle ungleich nachdrücklicher auf der Seite der nachweisbaren Organschäden bzw. der Ausgestaltung ihrer Diagnostik. Für die »funktionellen Krankheiten« bietet sich dann nicht so sehr eine Kausaltherapie an, es tritt vielmehr die moralische Stellungnahme unverhüllt hervor. Der Adhortativ in Form der Persuasion, der Suggestion, des hypnotischen Auftrages oder auch des Einsatzes staatlicher Erziehungsmittel (etwa zur Erzwingung der geforderten Arbeitsleistung) vertritt die eigentliche Heilbehandlung. Da der Krankheitsbegriff fehlt, fehlt die rechte Art, dem Kranken zu begegnen, dafür »beruhigt der supponierte Betrug das Gewissen« des Arztes[8].

Dabei hat ein Moment noch dazu beigetragen, einer einseitig organischen Betrachtungsweise der Krankheiten Vorschub zu leisten. Es ist dies die rätselhafte Tatsache, »daß psychogene und organische Erkrankungen eine breite Zone der körperlichen Ausdrucksgemeinschaft miteinander teilen«[9].

6. Bezogenheit des Wissens auf einen Standpunkt. Eine Wissenschaft kann kein Weltbild fundieren

In dem Augenblick, in welchem die Tatsache, einen Standpunkt zu vertreten, bei einem methodischen Vorgehen in Vergessenheit zu geraten droht, sich also Theorien oder heuristische Prinzipien in Dogmen verwandeln wollen, wird es unerläßlich, sich auf die Relativität jeder Methode zu besinnen.

Für die Frage der Auffassung von Krankheit, überhaupt für eine

---

[7] R. Siebeck, *Neurosen. Lehrbuch der Inn. Mediz.* Berlin 1931, S. 605.
[8] G. Bally, *Versicherung und Gesundheitsmoral,* in: *Schweiz. Z. f. Psychol. u. Anwend.* 1942.
[9] V. v. Weizsäcker, *Randbemerkungen über Aufgabe und Begriff der Nervenheilkunde.* In: *Dtsch. Ztschr. f. Nervenheilk.*, 1925, S. 5.

medizinische Anthropologie, bedeutet dies, daß man zu erkennen hat, wohin die widerspruchslose Unterordnung der medizinischen Denkungsart unter die Anschauungsformen und Forschungsprinzipien der Naturwissenschaften geführt hat: schließlich dahin, daß man sich in der Heilkunde nicht nur Krankheit, sondern auch den ganzen Menschen in komplexe Vorgänge materialer und nur materialer Art verwandelt vorstellte, sich demgemäß nur materiell kontrollierbare, d. h. anatomische oder physiologisch-chemische Aufgaben stellte.

Wenn auch schon v. Kries 1898 in einer heute noch glanzvollen Vorlesung »über die materiellen Grundlagen der Bewußtseinserscheinungen« die Grenzen einer zwischen Leib und Psyche einerseits trennenden, andererseits parallelisierenden Sinnesphysiologie aufgezeigt hat, die Grenzen einer Forschung, deren Untersuchungen immer im Organsubstrat ansetzten und begannen; wenn er auch zu zeigen versuchte, daß »die Aufgabe nicht umgangen werden kann, nach einer Vervollständigung und Vertiefung unseres Wissens in bezug auf die fundamentalen Fragen der physiologischen Funktionen zu streben«[10]; wenn v. Bergmann einen Ausspruch Du Bois-Reymonds aus dem Jahre 1878 zitiert[11]: »Die Kausalerklärung der Welt der Objekte entspricht einem psychologischen Bedürfnis«; wenn noch 20 Jahre später Weygand in fast völliger Vereinzelung unter den Psychiatern seiner Zeit vom erkenntnistheoretischen Standpunkt aus darauf hinwies, mit welchem Dilettantismus die hirnanatomisch und physiologisch ausgerichteten Forscher den eigentlich geistigen Leistungen des Menschen gegenüberstanden – »so hätte Kant nie gelebt«[12] –, wenn später dann auch gerade aus dem Lager der Psychiatrie so gewichtige kritische Stimmen wie die von Jaspers u. a. laut wurden: im Lehrbetrieb, in der Vorstellungswelt bis zur jüngeren Ärztegeneration blieb die Anschauung verankert, daß das Gehirn die »Maschine des Geistes« und der Seele sei. Zuletzt werden Geist und Seele zu Epiphänomenen eines zwar gewaltig differenzierten, aber eines somatischen Primärgeschehens.

Es ist deshalb nochmals daran zu erinnern, daß Definitionen im-

[10] v. Kries, 1901, Tübingen.
[11] L. c.
[12] Weygand, *Zur Frage der materialistischen Psychiatrie*, in: *Zentr. Bl. f. Nervenheilk. u. Psych.* 24, 1901. Ders., *Hirnanatomie, Psychologie und Erkenntnistheorie*, ebenda, 24, 1901.

mer durch den Standpunkt des Betrachters mitbestimmt werden. Sogar für die physikalischen Definitionen gilt dies, wie C. F. v. Weizsäcker sehr eindringlich dargestellt hat: »Auch die Physik ist ein Wissen des Menschen.«[13] Mit jeder Trennung von Somatischem und Geistig-Seelischem, der im Krankheitsgeschehen die Trennung in organische und psychogene Krankheitsbilder entspricht, wird aber bereits für den weiteren Fortgang der Untersuchungen ein diese unkorrigierbar beeinflussendes Vorurteil akzeptiert. Gewiß, ein gewaltiges wissenschaftliches Gebäude ruht auf dieser Voraussetzung; die Forschung bestimmt in dieser Richtung die Entscheidungen der Praxis; dies ändert jedoch nichts daran, daß die Qualität, der Rang, der Wahrheitsgehalt bei solcher Art, den Menschen zu verstehen, außerhalb des bestimmten kausalmethodischen Ansatzes jederzeit einer die Fundamente anrührenden Kritik unterworfen werden können. Für den Psychotherapeuten bedeutet die kritische Auseinandersetzung mit der naturwissenschaftlich bestimmten medizinischen Forschung daher keine Diskussion über methodische Einzelfragen, sondern über die Grundkategorien, welche in jeder Spezialforschung und jeder wissenschaftlich fundierten therapeutischen Handlung implizite enthalten sind.

Zudem kann nicht übersehen werden, wie sehr in der so eingerichteten psychologischen Polarität das Gleichgewicht gestört, das polare Verhältnis eigentlich aufgelöst ist durch die Versammlung aller Bedeutung auf der Seite somatischen Geschehens, so daß die eigentlich psychischen Inhalte am Ende zu einer Äquivokation für Spielerisches, persönlich Beliebiges wurden, dem nur naiverweise so weit Bedeutung beigemessen wurde, als es materielle Inhalte oder Vorgänge spiegelt.

Eine solche Haltung ist jedoch nicht aus einer Methode zu rechtfertigen; sie repräsentiert einen methodischen Übergriff. Es geht dann bei der Verteidigung der Methode nicht mehr um ein Hilfsmittel der Forschung, sondern um wesentlich mehr, nämlich um die (meist unbewußte) Verteidigung eines »Weltbildes«. Nur diese Tatsache macht die grundsätzliche Intoleranz und Exklusivität, mit der eine kausalistische Forschung auftritt, verständlich.

---

[13] *Das Verhältnis der Quantenmechanik zur Philosophie Kants. Zum Weltbild der Physik*, Leipzig 1943.

7. Kausalität und Finalität in Beziehung zum Lebendigen

Überblickt man die Literatur, in welcher wissenschaftstheoretisch zum Problem der Kausalität und Finalität Stellung genommen wird, so findet man auch jetzt noch sehr weit differierende Urteile. Die Meinung, die noch His und Roux als »Mechanisten« und hervorragende Repräsentanten dieses Entwicklungsabschnittes der naturwissenschaftlichen Forschung geäußert haben, daß physiko-chemische Mechanismen die einzige Wirkungsmöglichkeit im Naturgeschehen oder sogar im Weltgeschehen darstellten, ist zwar verlassen, mindestens nur noch eingeschränkt aufrechterhalten. So heißt es jetzt etwa, daß »der Mechanismus nur eine Betrachtungsweise des Lebendigen ist, aber eben die eine wissenschaftlich einzig brauchbare«. Man stellt sich auf den Standpunkt, »daß auch für die lebenden Organismen die Kausalität volle Geltung hat, zumindest innerhalb des biologischen Bereiches selbst; dahingestellt bleibt dabei, ob die Erscheinungen des biologischen Bereiches restlos zu physikalischen und chemischen Erscheinungen in Parallele zu bringen sind und mit den Gesetzen dieser Wissenschaften völlig erklärt werden können«.[14] Andernorts wird die Einsicht vertreten, daß es keine Biologie geben kann, in der von Zweckmäßigkeit keine Rede wäre: »Es genügt auch ein einziger Blick in irgendein biologisches Lehrbuch (auch wenn es ein fanatischer Mechanist geschrieben hat), um zu erkennen, daß die ganze Biologie von diesem Gedanken an die Zweckmäßigkeit der Organismen durchtränkt ist und keine noch so weitgehende kausale Analyse das jemals ändern wird. Es kann also kein anderer Schluß daraus gezogen werden als der, daß kausale und teleologische Betrachtungsweise nebeneinander zu Recht bestehen.«[15] Nunmehr bleibt aber ungelöst, welcher Art der Rest der nicht kausal-analytisch zu bewältigenden Phänomene ist, und ob er aus der Wissenschaft auszuscheiden hat oder nicht, ob über ihn wissenschaftliche Aussagen überhaupt möglich sind oder nicht – eine Frage, deren Beantwortung für die Mehrzahl der Forscher durch die Identifizierung von Wissenschaft und Kausalanalyse bestimmt wird. So findet sich folgende bemerkenswerte Definition: »Wissenschaft ist jede logische Verknüpfung von Tatsachen in Gedanken, einerlei, ob eine ätiologische oder eine teleo-

[14] O. Nardi, *Der Organismus*, München 1943, S. 87.
[15] Bernhard Bavink, *Ergebnisse und Probleme der modernen Naturwissenschaften.* Leipzig 1939, S. 451.

logische.«[16] Dieser Satz will offenbar das geschlossene Weltbild dadurch retten, daß er auf eine Gleichheit logischer Sätze projiziert, vielmehr keinen methodischen Unterschied in der Verknüpfung von Tatsachen auf ursächlicher oder »endursächlicher« (Kant) Basis sieht. Die Frage ist aber gerade die, ob man im mißverständlichen kantischen Wort der »Endursache« die Ursache gleichsetzen darf mit der verursachenden Kraft, etwa in einem mechanischen System; ob es sich also nur um eine Anforderung an die Vorstellung handelt, sich den tatsächlich vorwärtslaufenden Prozeß vorweg rückläufig zu denken, oder ob es sich nicht bei der Einsicht in teleologischer Wirksamkeit gerade darum handelt, von der Vorstellung einer in der Zeit voranschreitenden Folge von Ursachen und Wirkungen abzulassen.

Da dieses Problem von äußerster wissenschaftstheoretischer Bedeutung ist und an ihm beobachtet werden kann, wie mechanische Vorstellungen sich auch für einen kritischen Betrachter immer wieder einschleichen, sei noch ein Beispiel eines Lösungsversuchs angeführt. Gerade in der Philosophie ist von verschiedener Seite gezeigt worden, daß für unsere Ansprüche der Entwurf eines Weltbildes aus einer Schicht der Determination unzureichend ist und daß man zu einem »Pluralismus« der Betrachtungsweisen gelangen muß, wenn man der aufgegebenen Gegenständlichkeit gerecht werden will. Für den Bereich der Lebewesen werden mit den Begriffen von Kausalität und Finalität demgemäß zwei von den entscheidenden Voraussetzungen, die eine gestalthafte Entwicklung ermöglichen, erfaßt. Wie aber beziehen sich diese beiden Sphären der Determination aufeinander? Kann unser Verstehen bis zu einer Artikulation dieser Formen des Bedingens vordringen? Sicher ist der Finalnexus keine bloße Umkehrung des Kausalnexus. »Wohl ist hier das Frühere aus dem Späteren her determiniert. Aber diese Rückdetermination ist nur eines von drei Momenten, die einander hier überlagern. Das erste ist die dem realen Zwecke vorauseilende Fixierung des Zweckes selbst; in ihr ist der Zweck noch irreal, bloße Antizipation. Ihr folgt erst als zweites die Bestimmung der Mittel; diese rückläufig vom Späteren zum Früheren, denn aus dem Zweck heraus geschieht die Auslese der Mittel. Ist die ganze Reihe der Mittel zurückdeterminiert bis zum ersten, so setzt dann erst das dritte Moment des Nexus ein, die Verwirklichung des Zweckes durch die Mittel. Nur dieses dritte Moment ist realer Pro-

[16] Bavink, l. c., S. 452.

zeß, die beiden ersten gehen ihm als irreale Bedingungen vorher. Aber dieses dritte, allein reale Determinationsmoment ist wiederum rechtläufig, geht vom Früheren zum Späteren, vom Mittel zum Zweck; es hat also die Richtung des Kausalnexus.«[17] Folgt man dieser Auffassung, so gibt man zwar zu, daß irreale Vorgänge realen Ereignissen vorangehen können, daß es also zwei Schichten des Seins geben muß, aber de facto ist es dann doch wieder allein die »kategoriale Struktur des Kausalnexus«, der reale Formkraft zugeschrieben wird. Wie die Vorgängigkeit der irrealen Bedingungen tatsächlicher Geschehensabläufe, etwa der Organvorgänge, erfahren werden kann, bleibt dunkel; oder man begnügt sich auch in diesem Lösungsversuch mit einer Restriktion der Probleme aus den verschiedenen Wirkungsformen im Organismus auf logische Sätze. Damit wird aber entweder eine Tautologie bewirkt, weil Un-sinniges in einem Lösungsversuch der Erkenntnis nicht gewollt werden kann, oder aber die mechanische Wirkungsweise wird insgeheim doch als einzige gesetzt, da die gemeinte logische Schlüssigkeit den Charakter der mechanischen Verknüpfung von Ursache und Wirkung widerspiegelt. Die Scheidung von Realität und Irrealität scheint demnach nicht geeignet zur Lösung der Frage der Koexistenz verschiedener Verhaltens- und Seinsweisen der Lebewesen. Es kommt doch wohl gerade darauf an, die Unreduzierbarkeit der einen Form des Nexus auf die andere einzusehen und dennoch ihre Gleichzeitigkeit im Geschehen des Organismus zu begreifen, im Goetheschen Sinne »anzuschauen«.

Nochmals kompliziert wird die Fragestellung, wenn zu den biologischen Abläufen menschliche Verhaltensweisen hinzutreten, als Lebensäußerungen jener eigentümlichen Erscheinung, die man »Subjekt« nennt.

Die physiologisch-chemische wie die pathologisch-anatomische Literatur über den Menschen ist unübersehbar; die eigentlich morphologischen Darstellungen sind unvergleichlich seltener. Über die Besonderheit, daß im Menschen Organisches und Seelisches, jedes in eigentümlichster Art, in einem gegeben sind, finden sich fast keine Äußerungen, wenn wirklich die Koexistenz der Seinsweisen des Materiellen, des Lebendigen und des Geistigen als ein unbedingtes Bedingungsverhältnis der einen durch die andere stillschweigend unterschoben wird.

[17] Nicolai Hartmann, *Diesseits vom Idealismus und Realismus,* in: *Kantstudien,* Bd. 29, 1924.

8. Das Subjekt und die Schwierigkeit, ihm wissenschaftlich gerecht zu werden

Es gibt nichts, womit sich die Naturwissenschaften weniger gerne beschäftigen als mit dem Subjekt um des Subjekts willen. Fast alle Forscher und sogar Ärzte, soweit sie Wissenschaft betreiben, dürften darin übereinstimmen, daß das Subjekt für die Wissenschaft ein ungehöriger oder ein wertloser Gegenstand ist, daß es tatsächlich nur nutznießend empfängt, was wissenschaftlich in allgemeiner Gültigkeit erkannt wurde.

So erfolgt – häufig unversehens – eine Reduktion des Subjektiven, die sein Wesen vernichtet. Das Subjekt wird zu einer Einzelexemplifikation unter vielen Gleichen. Womit der so Vereinzelte verglichen wird, hat dann nur noch thematische Bedeutung, ob es die Gemeinschaften der Rasse, der Gattung, der Art sind oder die Lebensgemeinschaft schlechthin, in die er eingerechnet wird; oder ob es nur eine Eigenschaft ist, die zur Gruppenbildung verwandt wird: die Größe, die Haarfarbe, das Temperament, eine Krankheit. Immer wird er so von einer Individuelles übergreifenden Existenzweise her angeschaut, wird nur das an ihm gesehen, was gleich ist; er ist Neger, Zwerg, Jähzorniger, Tuberkulöser, Irrer usf. Diesen Merkmalen mag ein Eigenschaftscharakter des Subjekts nicht abzusprechen sein, doch niemals kann damit das Subjekt selbst erfaßt werden.

Es wäre aber ebenso falsch zu glauben, das Subjekt auf seine psychologische Seite, z. B. den Akt der Selbstwahrnehmung des »Ich«, einengen zu können. Das Subjekt wird nicht nur erlebt, es lebt auch. Der Hinweis auf die beängstigende Ähnlichkeit eineiiger Zwillinge genügt, um zu zeigen, wie sehr strukturelle Anordnungsvarianten im Körperlichen und ebenso Unterschiede im Seelisch-Geistigen zum Wesen des Subjekts gehören. Das Subjekt ist aber auch ein *solus ipse* über alle Merkmale hinaus, es ist das »Selbst«, ausgesondert aus aller Gemeinschaft. Solche Vereinzelung tritt nun nicht erst in den hohen Stufen der Reflexion hervor, sie ist, wie uns die Physiognomik lehrt, höchst körperliche konstante Gegenwart. Das Subjektive ist – jedenfalls beim Menschen – jeder seiner Seinsweisen als ein Leibwesen, als ein Geistwesen, als ein seelisches Wesen eingeprägt. Das Maß, in dem sich das Subjekt als solches weiß, bestimmt nicht allein seinen Wert vor sich selbst und unter anderen Subjekten, es hat auch sehr häufig eine

unmittelbare Beziehung zu seiner Leidens-, d. h. Krankheitsge-
schichte.

Wo die Relativität aller Funktionen des Organismus auf ein lebendes und erlebendes Subjekt aufgezeigt wird, wird man mit einem sofortigen Widerspruch naturwissenschaftlicher Forschung
zu rechnen haben. Zu sehr ist es Gewohnheit geworden, Krankheit
aus Bewegungen der Materie und nicht aus Bewegungen des Subjektes zu verstehen. So müssen an diesem Punkt die Formulierun-
gen notwendig eine Schärfe gewinnen, die nur zu verstehen ist,
wenn man die dialektische Position, in welcher Rede und Gegen-
rede erfolgen, mitsieht: »Wir leben nicht, weil wir Funktionen haben, sondern wir haben Funktionen, weil wir leben. Wir werden
auch nicht krank, weil wir eine Funktions- oder Betriebsstörung
bekommen, sondern weil wir krank werden, wird auch die Funktion, der Betrieb gestört. Die Medizin gewinnt wenig, wenn sie die
Voraussetzung des Lebens aus berechtigter Sorge vor ›Vitalismus‹
in einer anderen Fakultät, sei es der philosophischen oder theologischen, wohl geborgen wähnt.«[18] Das Wesen des Geistes kann für
uns nie so ideal sein, daß wir es nicht durch den Leib erfahren würden; aber auch das Leibliche ist als eine Weise zu verstehen, in der
ein geistiges Subjekt erscheint. Es kommt darauf an, sich stets vor
Augen zu halten, daß für menschliche Verhältnisse Organgeschehen sinnvoll nicht unabhängig vom Subjekt zu verstehen ist und
daß die Durchdrungenheit in der psychophysischen Wechselwir-
kung für die Analyse prinzipiell unauflösbar bleibt, wenn auch der
Betrachter einmal mehr auf das Organgeschehen, ein andermal
mehr auf die psychischen Vorgänge achtet: »denn Seele und Körper sind nichts Getrenntes, vielmehr ein und dasselbe Leben.«[19]

Wo man das Subjekt sieht, muß man auch seine Geschichte sehen.
Auch sie ist lange genug im Entwicklungsgang der Medizin ignoriert worden, und ihre pathogenetische Wichtigkeit wird heute
noch bestritten. Der Biographie soll für die wissenschaftliche Pathologie ein Erkenntniswert nicht zukommen. Störungen im
Funktionsablauf des Organismus, etwa Triebstörungen, sollen für
den Arzt weiter »in der Einseitigkeit der naturwissenschaftlichen
Kausalität bleiben dürfen, der er final das Subjektive des Kranken

[18] V. v. Weizsäcker, *Studien zur Pathogenese*, Leipzig 1935, S.33.
[19] C. G. Jung, *Über die Psychologie des Unbewußten*, Zürich 1943, S. 206.
[20] v. Bergmann, l. c., S. 83.

hinzufügt«.[20] Also doch wieder ein additives Verfahren, eine Modifikation der analytischen Methode des Begreifens! Wie aber hat man sich dieses Hinzufügen des Subjekts zum Körperlichen zu denken? Die Darstellungen aus der kausalanalytischen Wissenschaftsschule schweigen gerade über diesen entscheidenden Punkt. Mit Recht, denn er ist faktisch unlösbar. Das Subjekt muß im Ansatz der methodischen Anschauung miterfaßt werden, oder es kann nie mehr im »System« einen Platz finden.

9. Die Schwierigkeit des Verständnisses psychosomatischer Relationen

Der Gültigkeitsbereich einer Forschungsmethode hört also dort auf, wo die Erscheinungen einen grundsätzlich anderen Charakter annehmen; wo sie z. B. belebt sind statt unbelebt, geistgeprägt statt naturgeprägt. Nun hat man sich aber einer vom Kausalismus vorbestimmten Weise des Sehens zu entziehen. Die Übergänge von anorganisch zu organisch, von organisch zu spirituell sind nicht derart zu erfahren, daß man sich jedesmal an einer Grenze eine Eigenart oder Kraft zur bestehenden hinzudenkt, wie eine Summe, die zu einem schon vorhandenen Summanden hinzukommt. Leben ist nicht das Radikal, das nach Abzug der physikalisch-chemischen Vorgänge und der Materie eines Organismus bleibt, sondern ein Organismus ist etwas völlig anderes als das Unbelebte.

Man kann der Unfruchtbarkeit einer Forschungsmethode auf zwei Weisen inne werden: einmal, indem man in einer Methode fortschreitend auf »Grenzprobleme« stößt, für die eine befriedigende Lösung durch den methodischen Ansatz nicht mehr gefunden werden kann; das andere Mal, indem man zwei kategorial geschiedene Weisen des Seins (z. B. belebt und unbelebt) in ihrer Unvergleichbarkeit einsieht. Dann verlangt jede von ihnen, auf die ihr adäquate Weise angeschaut zu werden. Die Unverwechselbarkeit der Anschauungsformen wiederum demonstriert die Geschiedenheit der Seinsweisen. Derart erfährt man die kategoriale Verschiedenheit nicht aus Grenzfällen, sondern aus dem Kern der Sache selbst.

Für die naturwissenschaftliche Medizin ist die psychosomatische Relation zu einem wirklichen Grenzproblem geworden. Der Ansatz zu ihrem Verständnis geht hier immer vom Physischen aus. An dieses aber ist man herangetreten, als sei es auch im Zusammenhang des lebendigen Organismus allein durch den Aufbau seiner stofflichen Elemente und ihrer Verbindungen bereits begriffen. Wo Geistiges oder Seelisches in Erscheinung tritt, wird es als Effekt hochkomplizierter Funktionsabläufe eines in seiner Struktur ebenfalls hochdifferenzierten Organes verstanden. Darin soll die Erkenntnisschwierigkeit für die psychischen Prozesse liegen. Diese psychischen Emanationen gehören dann zur zerebralen Materie, wie etwa die Wärme zum Stoffwechsel. Die psychosomatische Beziehung hat in einer derartigen Betrachtungsweise nicht eigentlich den Charakter der Kommunikation zweier selbständiger Seinsweisen, sondern sie stellt eher den Übergang vom anscheinend besser Begriffenen zum weniger Begreiflichen dar. Das Psychische wird dann Begleitphänomen weithin noch ungelöster somatischer Vorgänge. Für deren Lösung interessiert deshalb nicht so sehr die Auffassung eines seelischen oder geistigen Inhalts als vielmehr die Frage, wie er in einem organischen Prozeß entstanden sein mag. Verfolgt man die Konsequenzen eines derartigen Konzepts, so wird ein Monismus sichtbar, in den der naive Realismus dann geraten mußte, wenn die Realitäten mit kausalbewegtem Stoff identisch wurden. Hier ist es also ungenau, von psychosomatischer Relation zu sprechen; man täte besser, die Psyche als somatisches Induktionsphänomen zu bezeichnen.

10. Die Gesetze des Subjektes

Wenn es auch für den einfachen Sprachgebrauch klar ist, was Leib, was Seele, was Geist ist, so kann man doch nicht verbergen, daß die Abtrennung dieser Kategorien bei der Betrachtung eines Lebensvorgangs seit jeher die größten Schwierigkeiten macht, ja undurchführbar ist. Dies ist ein zentrales Wissenschaftsproblem, dem sich jede Psychologie wie auch die Biologie des Menschen gegenübersehen. Die Schwierigkeit wird dadurch nicht kleiner, daß man sich eingesteht, daß die Durchführung der Trennung ein für allemal den Charakter des Unvollkommenen und Unangemessenen trägt. Die Definition sieht sich in der paradoxen Lage, in Leib, Seele, Geist jedesmal eine Seinskategorie zu bezeichnen und zugleich in der Anwendung auf den Einzelfall nicht mehr als Hermeneutik zu sein. Dies macht den gequälten Zug aus, der in allen Psychologien, Charakterologien etc. zu finden ist, sobald diese nicht bloße Fragmente, sondern Methoden sind, die ihren Gegenstand einigermaßen vollständig erfassen wollen.

In den exakten Naturwissenschaften und in der Psychologie kommt der Mitteilung eine ganz verschiedene Bedeutung zu. Läßt sie sich im ersten Fall auf Gesetze ausdifferenzieren, so bleibt das Gesetzmäßige im letzteren Fall unlöslich von der Spontaneität, d. h. vom Subjekt. Jedes Subjekt hat seine Gesetze. Ihnen kann man nicht den zwingenden Charakter absprechen. Wo sie verletzt werden, resultiert eine Unmöglichkeit, die aber im Biologischen anders aussieht als in der physikalischen Welt, in der das Gesetz derart zwingt, daß ein Ereignis ihm entweder folgt oder nicht zum Ereignis wird. In einem strengen Sinn gilt dies auch für die Ereignisse, durch die ein Subjekt sich bildet. Und doch gibt es im Leben scheinbar eine Unsumme von Kompromissen. Die Kompromisse, z. B. das Symptom einer Neurose, verschleiern aber doch wohl nur, daß das Subjekt, gemessen an seiner ihm immanenten Gesetzesforderung oder seiner »Idee«, nicht ist. Gerade deshalb wird ein Symptom als krankhaft empfunden, weil es einen Kompromiß darstellt, der die Freiheit der Wandlung und Selbstwerdung ernstlich hemmt und beschränkt.

Physikalische Gesetze, daran ändern die Ergebnisse der neuen Physik nichts, lassen sich ein für allemal ermitteln, sie sind ubiquitär. Um das Gesetz eines Subjektes zu kennen, muß man dieses selbst erkennen. Damit soll gesagt sein, daß Gesetz bei ihm in einem viel unmittelbareren Zusammenhang mit dem »Zentrum« steht, als dies bei der Formulierung physikalischer Gesetze berücksichtigt werden muß. »Zentrum« kann aber nicht mehr und nicht weniger bedeuten als jene Stelle, an der jede Wißbarkeit in ihre Transzendenz umschlägt. Und damit ist der Mitteilung schon deshalb ein Ende gesetzt, weil hier die der Mitteilung vorausgehenden Selbsterlebnisse irrational werden.

Und doch bleibt die Aufgabe, das subjektive Gesetz in immer neuen Annäherungen aufzufinden. Es besteht die Gefahr, daß die allzu große dialektische Spannung gleichsam im Krompromiß ermattet, ohne den kein Leben auskommt. Daß auch hier Grenzen bestehen, an denen ein Spielraum des Erlaubten fließend in die scheinbaren Möglichkeiten übergeht, beweist uns jeder Einblick in Pathologie und Pathogenese, gleichgültig, ob man nun mehr vom

Organischen ausgeht, in dem das Subjektive hinter den Gesetzen des Bios zurückzutreten scheint, oder den Kompromiß des einzelnen ins Biologische hinein zu verfolgen sich bemüht.

11. Es gibt keine einheitliche Definition dessen, was Krankheit ist

Das Subjekt erscheint in einer zugleich im Primitivismus verharrenden – wie im nächsten Abschnitt zu zeigen sein wird – und hochdifferenzierten Körperorganisation. Es ist ein Integral dieser Körperverfassung. Seine Bedingung kann nicht aus Seelischem allein abgeleitet werden. Seelische Leistungen beginnen, wie die Tierpsychologie gezeigt hat, weit unterhalb der Säugetierreihe, manche Forscher rechnen ihnen bereits Verhaltensweisen wie die »Taxis« zu, die man schon bei Protozoen findet.[21] Danach ist vielleicht der gesamten belebten Materie eine Beseelung nicht abzusprechen. Ohne Seele ist das Subjekt freilich undenkbar; aber dieses konditionelle Moment kann nicht zur Erklärung dafür beitragen, welche Erscheinungsformen die Seele in der Welt des menschlichen Subjekts zeitigt. Andererseits kann Geistiges nicht nur durch die zerebrale Ausdifferenzierung bestimmt sein, denn die Ganglienzellzahl mancher Affenarten zum Beispiel übertrifft, wie die Untersuchungen Bolks gelehrt haben, die des Menschen um das Doppelte, und doch fehlt ihnen das Charakteristikum der subjektiv-geistigen Existenz: die Sprache.

Das Subjekt kann also definitorisch nicht aus dem Substrat, in welcher Richtung man es auch durchforscht, entwickelt werden – wenn es auch überall in ihm zu bemerken ist. Es bleibt ein nominalistischer Spuk, ob man für seine Entstehung Mutationen oder gerade eine besondere Anpassungs- und Lernfähigkeit etc. annimmt. Die Dynamik des Lebens läßt sich auch hier immer nur eine Strecke weit durchschauen. Im Grunde stellt der genetische Aufklärungsversuch der Subjektivität vor die qualitativ gleichen Probleme, wie sie die Lösung der Frage von der Herkunft der Instinkte oder auch der Arten aufwirft. Hier sein Unvermögen einzugestehen, schließt nicht Entbindung von der Pflicht und dem Genuß empirischer Beobachtung ein. Trotzdem besteht aller Grund zu

---

[21] J. A. Bierens de Haan, *Die tierischen Instinkte und ihr Umbau durch Erfahrung. Eine Einführung in die allgemeine Tierpsychologie,* Leiden 1940.

der Annahme, daß sich menschliches Erkenntnisvermögen hier »Urphänomenen« gegenübersieht. Die Anerkennung dieser Tatsache bedeutet keine Resignation in rationalem Skeptizismus, sondern Anerkennung der prinzipiellen Erkenntnisgrenzen. Innerhalb dieser bleibt es eine »Stilfrage«, mit welchen Methoden Erkenntnis vollzogen wird. Das diskursive Verfahren der Kausalanalyse steht dann gleichberechtigt neben einer zusammenschauenden Morphologie. Daß immer wieder die eine oder andere der Erkenntnismethoden mit dem Wertcharakter, die bessere oder schlechtere zu sein, verquickt wurde, entspringt einem einfachen Denkfehler oder Vorurteil. Was für die Wissenschaft vom Leben bis an die Grenzen der Subjektivität heran gegolten hat, behält seine Bedeutung auch noch dieser gegenüber. Jede Entwicklung ist »an die Duplizität des Morphologischen und Gesetzlichen gebunden«. Ihrer Erforschung geht die eine oder andere Wissenschaftsform mehr oder weniger ausschließlich nach. Der Wissenschaftsgegenstand erträgt diese Methoden seiner Auffassung. Die Vielheit der Aspekte ist lebenswirklicher als die Reduktion auf einen Monismus, etwa den der ausschließlichen Gesetzesgültigkeit, der nur durch einen methodischen Übergriff erzwungen werden kann. Denn es ist nicht so, daß morphologisch etwa das wäre, »was sich physiologisch noch nicht erklären läßt«.[22] Selbst in der reinsten Gesetzeswissenschaft, der Physik, ist jetzt diese Vielfalt von Wirkungsweisen erfahren worden. Jede Frage nach dem Sein ist standpunktabhängig, dadurch immer Partialfrage. Zudem schließt der Standpunkt ein gleichzeitiges Erfassen der Dinge von anderem Standort her aus. Seit man die »prinzipielle Unmöglichkeit, gleichzeitig Lage und Bewegungsgröße einer Korpuskel zu bestimmen«,[23] erkannte, ist damit für die moderne Atomphysik eine prinzipielle Grenze der Erfahrung aufgezeigt. Versucht man – wie es hier geschieht – innerhalb von Denkmethoden, die das Weltbild einer Epoche bestimmen, den Begriffsinhalt »Krankheit« schärfer zu umreißen, so kann am Beispiel dieser Erfahrung verdeutlicht werden, daß es nicht einen Krankheitsbegriff schlechthin gibt, sondern gemäß dem, was gesucht wird, sich verschiedene Definitionen der Krankheit aufdrängen, welche einander nicht ausschließen.

[22] W. Troll, *Gestalt und Urbild*, Halle, 1942, S. 49.
[23] L. de Broglie, *Licht und Materie*, Hamburg 1939, S. 252ff.

12. Die Anerkennung der Notwendigkeit eines Pluralismus der Methoden entspricht dem Verzicht auf eine geschlossene Weltansicht

Methoden symbolisieren also die Endlichkeit menschlicher Erfahrung vor der Unendlichkeit des Erfahrbaren, fasse man es nun in der Quantität oder in der Tiefe des Sinnes auf. »Von den Voraussetzungen, mit denen ich an die Welt herantrete, hängt es ab, wie mir die Welt entgegentritt. Das hat Kant gemeint, als er sagte, was so oft mißverstanden wurde: Der Verstand schreibt der Natur die Gesetze vor.«[24]

Das Begreifen der Unvereinbarkeit der Standorte und der Unmöglichkeit, sie irgendwann ineinander überführen zu können, hat zur Folge, daß eine geschlossene Weltansicht, ein Weltbild, für die Gegenwart nicht mehr erreichbar ist. Der Wunsch, zu ihm zu gelangen, ist aber, wenn er nicht überhaupt aus der Eigenart des Menschen entspringt, mindestens durch eine lange Denktradition unterhalten worden – eine Tradition, in der der konstruktive Entwurf der Welt nach der Art eines geschlossenen mechanischen Systems oder unter der Wirksamkeit eines »einzigen Prinzips höchster und absoluter Gewißheit«, etwa des Prinzips der Kausalität, nur den letzten Repräsentanten darstellt. Gemessen an der Bestrebung, eine Methode des Begreifens als Spiegel eines einzigen Prinzips erscheinen zu lassen, stellt der Kausalismus (ebenso wie der Finalismus, der ihn ablöst) nur einen unter ungezählten Denkansätzen dar. Denn die Methode als Ordnungsprinzip der Anschauung verlockt immer wieder zum Übergriff.

---

[24] E. Zwirner, *Zum System der Wissenschaften*, in: *Forsch. u. Fortschr.* 1943, S. 129.

III. Kausales und finales Denken als Symbole der seelischen Verfassung

1. Die vorbewußte Auslese der Welt im Weltbild

Die Betrachtung hat aus der Kritik jedes methodischen Ansatzes als eines notwendig »engen« herausgeführt. Das Augenmerk ist nunmehr auf das zu richten, was durch den methodischen Zugriff von der überhaupt erfahrbaren Welt in Erscheinung gebracht wird. »Von den Voraussetzungen, mit denen ich an die Welt herantrete, hängt es ab, wie mir die Welt entgegentritt.« Das heißt doch wohl, daß ich von der Welt nur das erfahre, was ich von ihr erfahren will. Dabei bleibe vorerst unentschieden, woher dieser Wille stammt, welcher die methodische Auswahl trifft. Was für das naive Denken selbstverständliche Umwelt ist, stellt bereits einen determinierten Vorgang dar, dessen Ursprung, wie zu zeigen sein wird, nicht im Bewußtsein liegt.

Jedenfalls weist die Tatsache, daß die Erfahrung nicht voraussetzungslos einen objektiven Seinszusammenhang widerspiegelt, sondern eine bedingte Erfahrung darstellt, darauf hin, wie notwendig es ist, die Quellen der Apperzeption kennenzulernen, die das Zustandekommen eines Weltbildes erst ermöglichen. Dabei gelangt man zwangsläufig zu einer Betrachtung des denkenden Menschen in der Wandlung zu sich selbst – welche Wandlung wiederum untrennbar ist von der Verwandlung, die dadurch seine Welt erfährt. Denn es besteht die Nötigung zu der Annahme, daß es nicht das objektiv Seiende ist, das dem Menschen seine Eigenschaften zur Bestimmung aufdrängt; daß vielmehr der Mensch in der Wandlung seiner selbst je verschiedene Eigenschaften wahrnimmt, aufgreift – und zugleich viele früher erworbene Erkenntnisinhalte verliert. Mit dieser Auffassung des menschlichen Erkenntnisprozesses – als eines gleichsam alternierenden – sind wir auch der barocken Annahme enthoben, die viele Forscher beherrscht, als vollziehe sich im angedeuteten Prozeß der Wandlung ein Fortschritt im Sinne der Höherentwicklung. Denn es ist gerade dies ein Signum menschlicher Geschichte, daß man nirgendwo sonst in der Welt Zeichen eines ähnlichen, im Fortschreiten sich vollziehenden Suchens bemerken kann. »Menschliche Gemeinschaft steht daher im Gegensatz zu der der Tiere in der Möglichkeit unabsehbarer Kontinuität allseitigen Sichausbreitens und des Zusammennehmens aus Vergangenheit und Gegenwart; sie ist damit aber auch eine durch diese Bewegung stets unsichere, gefährdete Wirklichkeit, die immer von neuem sich gewinnen, sich begrenzen, und wieder erweitern, sich prüfen und vorantreiben muß. Sie ist nicht im Besitz ihres endgültigen Zustandes als der Wahrheit ihres Seins, vielmehr wenn sie wahr ist auf diese nur gerichtet, daher in der Spannung der Umwege, des Irrens, Sichüberschlagens und wieder Zurückkehrens.«[25]

2. Das Weltbild entsteht auf der Suche nach der Wahrheit

An diesem Punkt ist es nicht mehr zu vermeiden, auf einige historische und soziologische Entwicklungslinien hinzuweisen. Denn an ihnen kann man gewissermaßen in sehr starker Vergrößerung die Unruhe beobachten, die auch in jedem einzelnen steckt, solange er der Aufgabe zugewandt bleibt, die Wahrheit seines Seins zu suchen. Hierin ist ein für die menschliche Entwicklung ebenso entscheidendes Bewegungsmoment, wie es sonst meist in der Triebhaftigkeit allein wahrgenommen wird, enthalten. Dieser Antrieb ist ein ausschließlich dem Menschen eigentümlicher, und man wird seinem Einfluß oder mangelnden Einfluß bei der Entstehung spezifisch menschlicher Krankheiten deshalb wiederbegegnen.

Jetzt gilt es, seine Wirkung auf Entstehung und Verwandlung zweier Stilepochen menschlichen Denkens zu verfolgen, um aus ihnen ein Charakteristikum menschlichen Verhaltens zu ersehen, das uns zugleich die Irrelevanz des Versuchs beweisen wird, aus *einem* Denkansatz die menschliche Existenz bestimmen zu wollen. Da die Vorstellungswelten, die wir betrachten, die historisch uns nächsten sind und bis in unsere Gegenwart hereinreichen, verlieren wir nicht den Kontakt mit aktuellen Problemen.

[25] Karl Jaspers, *Vernunft und Existenz*, Groningen 1935, S. 51.

3. Ein Weltbild dient dem Wunsch nach metaphysischer Geborgenheit

Das mittelalterliche Denken faßt den Weltlauf in einem Mittel-Zweck-Zusammenhang auf. Alles dient der Vollendung des Schöpfungsgedanken Gottes. Das Ende dieser Zeitepoche, in der das teleologische Denken durch das kausale von Ursache und Wirkung abgelöst wurde, stellt für das Bewußtsein der abendländischen Menschheit eine Revolution dar, die nicht tief und radikal genug aufgefaßt werden kann.

Letztlich sind die Kräfte, welche die großen Epochen der Denkstile hervorbringen und stürzen, nicht erkennbar. Es darf aber geschlossen werden, daß es ein katastrophaler Verlust an Sicherheit gewesen sein muß, der den »Endzweck« so weit entwertete, daß die mit ihm operierende Denkform schließlich zurückgenommen wurde und es jahrhundertelang aufs äußerste verpönt war, zweckhaft zu denken. Mit der Verwandlung des geozentrischen in den heliozentrischen Kosmos ist die Wegstrecke der Formablösung am schärfsten abgesteckt.

Die Denkanstrengungen des Mittelalters, die in den Summen des Thomas von Aquin gipfeln, stellen den Versuch dar, einen lückenlosen Mittel-Zweck-Zusammenhang als objektiven Gehalt der Welt zu erweisen. Einem derartigen Universalitätsstreben – dem man später im kausalen Denken wiederbegegnet – fließen aus dem Gefühlsgrund des Menschen die stärksten Kräfte zu; denn es fördert den Wunsch des Menschen, in der ihm fremden Welt allseitig gesichert zu sein. Das Bedrohende soll gebannt werden. Der Endzweck der Welt erscheint aber dadurch rational, daß er in der Offenbarung festgelegt wurde.

War die Teleologie des Mittelalters in die Offenbarungsgewißheit eingebettet und wurde das menschliche Denken auf diese Weise ein Ergreifen der göttlichen Absicht, so scheint im kausalen Denken jede personifizierbare transzendente Macht überwunden und damit jeder Anthropomorphismus ausgeschaltet sowie ein höherer Grad von Objektivität durch ausschließliche Anerkennung eines anonymen gesetzlichen Geltens erreicht. Zugleich trägt aber diese Objektivität dem Streben nach Sicherheit als dem Leitziel der Weltorientierung Rechnung. Denn die Kenntnis der Naturgesetze stiftet ein verläßliches Verhältnis zwischen Mensch und Welt. In einem Denken, das fortschreitend die Verknüpfungen von

Ursache und Wirkung zu überschauen vermag, bleibt der Denkende dem Weltprozeß ebenfalls verbunden. Worauf allerdings diese Konsequenz des Denkens beruht, ist auch jetzt unergründbar und muß als apriorische Gegebenheit hingenommen werden.

Der fundamentale Unterschied in der Stellungnahme zur Welt im kausalen und finalen Denken ist trotzdem nicht zu übersehen. Unter der Allgemeinvorstellung einer kontinuierlichen Verknüpfung der Welt in Ursache und Wirkung vollzieht sich der Akt ihrer denkerischen Vergegenwärtigung nunmehr in umgekehrter Richtung. Der Mensch verwandelt sich die Welt nicht dadurch an, daß er sie als der Endabsicht Gottes, der auch ihn erschaffen hat – also seines Gottes –, unterstellt erlebt, sondern er objektiviert sich in die Welt hinein, die ihm ein anfang- und endloses Geschehen ist. Nur das Greifbare, der physikalischen Behandlung Zugängliche, soll wirklich sein. Durch seine Leiblichkeit nimmt der Mensch den entscheidenden Anteil an der Welt. Dieser Leib wird Gegenstand unter Gegenständen, wird vom gleichen Gesetz umfaßt wie sie. Durch die Kenntnis dieses Gesetzes erwirbt er jene Erkenntnis, die zur Bannung des drohend Ungewissen außer ihm verhelfen soll. Je mehr er sich draußen in der Welt der Objekte als eines von ihnen begreift, desto sicherer scheint der Schutz. So war die Projektion in die Objektwelt gefolgt von einer fortschreitenden Materialisierung des Selbsterlebnisses.

4. Der Zusammenhang von Ursache und Wirkung erfaßt mehr oder weniger vom Sein als der Zusammenhang von Zweck und Mitteln

Es darf aber nicht außer acht gelassen werden, in welche Funktion im Gang des historischen Geschehens der kausalistisch orientierte Rationalismus und Realismus hineinwuchs. Er löste ein altes Weltbild auf; aber er übernahm damit die Verpflichtung, ein anderes von ebensolcher Geschlossenheit zu entwerfen. Dem Jahrhundert von 1650 bis 1750, welches man als das »Jahrhundert der Mathematik« bezeichnet hat, war dies durchaus bewußt. Alles wurde der mathematischen Formel unterworfen. Descartes gilt als der Begründer der Universalmathematik. In dem Werk von Père Castel, *Mathématique universelle*, wurden z. B. auch so entlegene Gebiete wie Gartenarchitektur und Mode zu Kapiteln der Mathematik; Lavoisier schrieb eine *Arithmétique politique*. Dabei ist zu verfolgen, wie sich das Bewußtsein im Laufe dieses Jahrhunderts ändert. Zu Beginn steht ein Geist wie Pascal, in dem sich in vollkommener Helligkeit die Welten des »Rationalen und Irrationalen« begegnen, der die Kraft besitzt, in beiden Bereichen schöpferisch zu sein. Aber auch ein Mann wie Newton bekennt, daß er sich als Kind empfinde, das am Meeresstrand mit Kieseln spielt und dem die Tiefen des Ozeans verschlossen bleiben. Nach dem Ende des Saeculums fragt Napoleon Laplace, warum in seiner *Mécanique céleste* das Wort Gott nicht vorkomme, und erhält die Antwort: Sire, ich hatte diese Hypothese nicht nötig.

Es gehört zur Eigenart des Menschen, »gespannt« zu bleiben auf die Wahrheit seines Seins; immer wieder entgleitet er sich zu der falschen Sicherheit, nunmehr diese Wahrheit zu besitzen. Gerade diesen Zug an ihm, der hier aphoristisch an der Entwicklungslinie eines Denkstils aufgezeigt wurde, gilt es weiterhin für die Betrachtung des einzelnen festzuhalten. Denn immer wieder wird das menschliche Denken durch seinen eigenen Prozeß aus falscher Sicherheit geworfen. Im Falle des Kausalismus gehörte es zur Logik der erstrebten Objektivität, daß sich immer mehr Tatsachen aufhäuften, die der Unterwerfung unter das Kausalgesetz widerstrebten. Je genauer die Problemstellung die Eigenart des in der Welt Gegebenen traf, je objektgerechter sie wurde, desto unabweisbarer drängte sie nach Entwicklung anderer als nur physikalischer Grundgesetze. Die Möglichkeit, die Welt aus einem Denkansatz nachbilden zu können – an der Kant mindestens als heuristischem Prinzip der Wissenschaft noch festgehalten hat –, rückte in weite Ferne und erwies sich am Schluß als Unmöglichkeit. Das Wort »akausal« tauchte in der Grunddisziplin der Naturwissenschaften, der Physik, auf.

Wenn sich auch neue Forschungsergebnisse, neue Zusammenhänge als Folge der veränderten »historischen Situation des menschlichen Bewußtseins«[26] zu zeigen beginnen, in der breitesten Alltäglichkeit des Denkens hat der Kausalismus noch nichts von seiner metaphysischen Funktion eingebüßt: Mittel der Weltbewältigung und somit der Sicherung in der Welt zu sein.

Zu einer derart enggefügten und allseitig geschlossenen Einheit,

---

[26] Carl Friedrich v. Weizsäcker, *Das Verhältnis der Quantenmechanik zur Philosophie Kants,* in: *Die Tatwelt,* 17. Jg. 1942.

wie sie das teleologische Denken mühelos aus seinem Endzweck abzuleiten vermochte, konnte kausale Weltbetrachtung schon deshalb nicht führen, weil sie durch sich selbst nicht auf ein einheitliches Verwirklichungsziel hinweist, sondern eine prinzipiell perspektivisch ausgerichtete Denkweise ist, die in der Unendlichkeit der Bedingungen sich zu verlieren immer in Gefahr steht; und eine solche Unendlichkeit kommt z. B. dort sofort ins Spiel, wo das Phänomen des Lebens in einer seiner Formen ins Auge gefaßt werden soll. So blieb dem Kausaldenken immer ein Gegenspieler erhalten; die auf ihm aufbauenden Naturwissenschaften konnten es nicht zur Universalwissenschaft bringen. Wo sie es trotzdem versuchten, blieb es nicht aus, daß jene Probleme, die abgewiesen oder nur ungenügend behandelt wurden, in anderen Wissenschaftsformen, besonders der Philosophie, wiederauftauchten. Bezeichnenderweise ist es gerade Kant gewesen, der die Grenzen, bis zu denen kausale Verknüpfung vorzudringen vermag, schon klar erkannte. »Es ist nämlich ganz gewiß, daß wir die organisierten Wesen und deren innere Möglichkeit nach bloß mechanischen Prinzipien der Natur nicht einmal ausreichend kennen lernen, viel weniger uns erklären können; und zwar so gewiß, daß man dreist sagen kann, es ist für Menschen ungereimt, auch nur einen solchen Anschlag zu fassen, oder zu hoffen, daß dereinst ein Newton aufstehen könne, der auch nur die Erzeugung eines Grashalmes nach Naturgesetzen, die keine Absicht geordnet hat, begreiflich machen werde.«[27]

5. Denkweisen gehören zu den Stileigentümlichkeiten einer Epoche

Einem der großen Irrtümer des Denkens verfällt man mit der Annahme, daß der Mensch nur in die Geschichte der Welt gestellt ist wie in Kulissen, denn darüber vergißt man, daß für ihn diese Welt realiter erst in der Geschichte seiner selbst entsteht. Für das Ziel, eigentümliche Krankheitsformen des Menschen aus der Eigentümlichkeit seiner Struktur abzuleiten, bedeutet, daß nicht ein Menschenbild gleichsam schwebend und zeitlos ins Auge gefaßt werden kann, sondern daß vom Menschen zu sprechen ist, wie er sich in die Gegenwart aus näherer und fernerer Vergangenheit entwickelt hat. Die Eigenart der historischen Determinierung des Men-

[27] Immanuel Kant, *Kritik der Urteilskraft*, II. Teil, § 75.

schen – d. h. also des gegenwärtigen Menschen – muß noch an einem Punkt kurz aufgezeigt werden. Zum Charakteristikum der Naturgesetze gehört ihre unbedingte Gültigkeit. Nicht hingegen steht zur Frage, warum diese Gesetzlichkeit in der Welt wirkt. Man fand den 2. Wärmesatz, aber man fragte nicht nach seinem Sinn. Es wäre dies keine sinnlose, sondern eine metaphysische Frage, die zweifellos die Kompetenz der Kausalanalyse übersteigt. Darüber hinaus ist sie mit dem Verdikt, fruchtlos und sinnlos zu sein, belegt. Die Kausalanalyse ist eine beschreibende und qualitätsfreie. Im Übergriff ihrer Bedeutung leugnet sie schließlich die existentielle Bedeutung jeder Qualität, die z. B. zur bloßen Empfindung herabsinkt. So besteht das Besondere dieser Forschungsrichtung, ihr »Stil«, darin, daß sich Gesetzlichkeit und Sinnhaftigkeit gänzlich getrennt haben.

Unter der Wirkung solcher Denkvorstellung droht der irrationalen Seite der menschlichen Existenz die schwerste Bedeutungseinbuße. Solange der Offenbarungsglaube den Zusammenhalt des Menschen mit einem ihn umgreifenden Geschehen vertrat, stand jede Rationalität in verbindlichem Kontakt mit der Welt des Transzendenten. Je fortgeschrittener die Aufklärung des Welträtsels in zweckfreien, sinnfreien Gesetzlichkeiten – wie etwa in den Keplerischen Gesetzen – gelungen schien, desto mehr zentrierte sich die gesamte Kraftanstrengung des Menschen auf sein rationales Vermögen. Er zog seine kultivierende Bemühung aus der irrationalen Sphäre zurück. Kulturleistungen dieser Herkunft wurden zu »primitiven«. Die erste Kultur, die diese Entwertung traf, war die abendländische selbst. Stutzig wird man jedoch erst, als man sich die Tatsache vergegenwärtigt, daß es dem modernen Rationalismus nicht nur gelungen ist, die eigene Umwelt zu historisieren – unter unvergleichlicher Ausbreitung im Zivilisatorischen –, sondern darüber hinaus in alle anderen Kulturlandschaften vernichtend einzubrechen und sie wenn nicht überhaupt aufzulösen, so doch zur Bedeutungslosigkeit herabzumindern. Die Entdecker neuer Weltgesetze fanden Brüder, welche diesen Planeten zu »entdecken« begannen. Haben die Conquistadoren der Neuzeit »den Natur- und Halbkulturvölkern – meist mit wenig Recht – den Vorwurf der Anthropophagie gemacht, so verdient Europa den Vorwurf der ›Ethnophagie‹ sicherlich in hohem Maße«[28] Am Ende

28 Th. W. Danzel, *Homo divinans. Vom Wesen der primitiven Kultur.* Potsdam-Zürich 1928.

dieser Bewegung ist also die gesamte Menschheit abgeschnitten von einer Umwelt lebendiger nicht-rationaler Gehalte. Es tritt jene krasse Scheidung ein zwischen dem scharf belichteten Bewußtsein und dem von nun an dunkel daliegenden Unbewußten, dessen Lebenszeichen immer unverständlicher werden.

6. Der Stilwandel umgreift das Selbstbildnis des Menschen. An ihm wird dann die Relativität jedes Stiles sichtbar. Begriff der Überdeterminiertheit

Der Übergang vom teleologischen zum kausalen Denken erfolgt nicht, wie eine rationale Auffassung vielleicht glauben machen möchte, weil letzteres besser oder praktikabler ist als das erste. Der Mensch war vielmehr an einen bestimmten Punkt seiner Entwicklung genötigt, sich anderen Inhalten der Welt zuzuwenden. Und er tut es gegenwärtig aus sich verändernder »historischer Situation seines Bewußtseins« abermals. Wohin diese Entwicklung führt, ist nicht abzusehen; aber man besitzt mannigfache Anzeichen für die Richtung, in der sie sich zu entfalten begonnen hat.

In dieser Betrachtung stehen die anthropologischen Probleme im Vordergrund, unter ihnen als besonders bedeutungsvoll die Frage nach der Stellung von Bewußtsein und Unbewußtem innerhalb der menschlichen Person. In der rationalistischen Selbstauffassung des Menschen hat das Unbewußte keine prägende und bedeutungsvolle Valenz. Die rationalistische Psychologie ist Bewußtseinspsychologie. Erst als sich die im Zugriff rationaler Methoden so sicher greifbar scheinende Wirklichkeit immer mehr auflöste in Feinstrukturen, die schließlich sich der Anschaulichkeit (wie in der modernen Atomphysik) gänzlich entziehen, entwickelte sich aus der Psychologie eine Tiefenpsychologie, die einem Unbewußten eigener Struktur und eigener Gehalte begegnet.

Die Ablösung vom rationalistischen Universalismus gelingt auch hier keineswegs leicht. Für das rationale Denken waren die großen negativen Begriffe – wie Unendlichkeit, Unsterblichkeit usw. – nur quantitativ von den positiven – der Endlichkeit und der Sterblichkeit – unterschieden. Das Unendliche, Unsterbliche war eine gleichförmige Wiederholung von Endlichem und Sterblichem; und auch das Unbewußte wurde nur als Überfluß des Bewußten aufgefaßt, sollte also prinzipiell zur Wißbarkeit zu erwecken sein. Von dieser Annahme, einer aus dem Bewußtsein stammenden Herkunft des Unbewußten, gingen noch die ersten Bemühungen der Tiefenpsychologie aus. Sie stießen aber bald auf die ausgezeichnete Stellung des Unbewußten. In ihm wurden wohl die Elemente eines logischen und formalen Aufbaus wiedergefunden. Nachdem man gelernt hatte, Träume zu »dechiffrieren«, ließen sie eine Logik, Knappheit und Präzision der Formel erkennen, die oft das bewußte Vermögen des Träumers weit überstiegen. Zugleich war eine Verknüpfung mit hintergründigen Sinngehalten fühlbar. Was man an Sinn im Traum verstehen konnte, blieb »überdeterminiert« durch den Zusammenhang mit gestaltenden Kräften, deren Wirkungsabsicht die Kapazität unseres rationalen Verstehens übersteigt. Damit waren am Komplex des Lebens im Unbewußten zwei sehr deutlich zu bezeichnende Eigenschaften bemerkt worden.

Der Nachweis selbständiger Gehalte und Ausdrucksformen in jenem unbewußten Teil der menschlichen Existenz bringt für die Anthropologie die Gewißheit, daß es verschiedene Grundbereiche der Existenz gibt und daß demgemäß die Methoden, mit denen sie erfaßt werden soll, diesen Grundbereichen angepaßt sein müssen. Dann darf man auch nicht heuristisch an einem Prinzip festhalten, welches diese Erkenntnis außer Kraft setzt. Auch für scheinbar untergeordnete Forschungsthemen gilt die Forderung, der Grunderkenntnis inne zu bleiben, daß seelische Motive nicht auf Körpervorgänge reduziert werden können, ebensowenig wie sich die Gesetzmäßigkeiten der Materie motivisch auflösen lassen. Weder kann Unbewußtes zu einem Abfall des Bewußtseins zusammenschrumpfen, noch die in sich vielgliedrige Welt des Bewußtseins restlos auf unbewußte Determinationen zurückgeführt werden. Die verschiedenen Existenzweisen des Menschen erfordern verschiedene Erkenntnisweisen, welche einander inkommensurabel bleiben müssen als Ausdruck der prinzipiellen Inkommensurabilität der menschlichen Existenz zu jeder ihrer Erkenntnisformen. Die Verpflichtung, die aus einer solchen Erkenntnis erwächst, besteht darin, die Wissensformen, die nicht zu einer Synthese gebracht werden können, in synoptischer Betrachtung zu umfassen.

Der bisher allein in der Traumdeutung der Tiefenpsychologie gebrauchte und dort auch erfundene Begriff der »Überdeterminiertheit« (Freud) ist sehr gut geeignet zur Existenzanalyse. In der Existenz des Menschen realisieren sich die seinem Erkenntnisvorgang sich als Schichten präsentierenden Seinsweisen als überdeterminierte, d. h. mehr als nur einfach determinierte: Organprozesse werden seelisch, Gefühle rational, das Denken unbewußt überformt. Auf den historischen Augenblick bezogen: Die Betrachtung des Menschen aus dem Generalaspekt eines geschichtlichen Abschnittes gelingt nicht. Da es keineswegs so ist, daß der Anspruch eines rationalen Monismus, wie ihn das naturwissenschaftliche Zeitalter entwickelt hat, als Irrtum erkannt wäre, kommt dieser Erkenntnis eine ausgezeichnete Bedeutung zu. Denn dort, wo allein die Gültigkeit eines kausalen Wirkungsmodus anerkannt wird, werden die anderen Existenzweisen nicht allein verkannt, sie sind auch ihrerseit in ihrer Wirkung innerhalb des Gefüges der Erscheinung aufs schwerste beschnitten. Wo das Bewußtsein, nicht nur des einzelnen, sondern einer ganzen historischen Epoche nicht mehr bereit ist, vom Unbewußten her Mitteilungen zu empfangen, sind folgenreiche Rückwirkungen auf den Aufbau einer Kultur zu erwarten. Zwei Hauptformen der Reaktion lassen sich denken. Einmal mag das Unbewußte in der Farbigkeit, Sinnfülle seiner repräsentierten Bilderwelt verblassen, verarmen und einen seelischen Infantilismus oder, besser, Pauperismus fördern, oder es mag in anarchischem Überschießen sich entladen, wie man dies an der Selbstverlorenheit und kritiklosen Beeinflußbarkeit der Menschen der Massengesellschaft und ihrer Reaktionen beobachten kann. Wenn die Struktur der Neurosen im Zeitalter des Kausalismus beschrieben werden sollte, werden wohl gerade diese Züge scharf hervortreten, das Entbundensein von Verantwortung vor sich selbst angesichts eines Körpergeschehens (homolog: eines Weltgeschehens), dessen Zyklen, Rhythmen, Regulationen als letzte Bestimmungselemente der Verfassung eines Menschen (oder einer Sozietät) gedacht werden. Das Grundgefühl ist die melancholische Verzweiflung eines vollkommenen Fatalismus, und man wird nicht fehlgehen, wenn man – so verschieden die Anlässe sein mögen und so bedeutend die Leistung in sich ist – auch die Antithetik eines philosophischen Idealismus und eines historischen Materialismus in innerem Zusammenhang mit der Unsicherheit sieht, der zugleich der Kausalismus entsprungen ist und auf die er wieder zurückgewirkt hat. Wo allein die Wirklichkeit einer sinnfreien Gesetzlichkeit anerkannt wird, vermag sich keine bindende Moral zu halten. In der soziologischen Einheit der Staaten erscheinen daher als regulative Einrichtungen die Buchstabengesetze. Das Fundament einer ethischen Existenz beruht jedoch nicht zuletzt auf der Anschauung, dem bildhaften Erlebnis von Geboten; da gerade sie verloren sind, die eine Weise der Anspannung des Menschen vertreten, die auch das Unbewußte umschließt, gehört es zur besonderen Eigenart der zeitgenössischen Neurosen, daß sie häufig untragische Konflikte darstellen. Sie sind Rückzugsversuche aus unbewußt als verbindlich erfühlten Pflichten, weshalb das Siechtum eines die Existenz oft lange sinnlos überdauernden Lebens das unbeirrbar festgehaltene Leistungsniveau ist. Auf diesen Punkt wird später im Zusammenhang der Erlebnisweisen des Unbewußten ausführlicher einzugehen sein.

7. Zusammenfassung

Der skizzenhafte Hinweis auf die Wirkung unbewußter Momente in der Historie und sozialen Wirklichkeit ebenso wie in der Verfassung des einzelnen – der hier auch als Zeittypus aufgefaßt werden darf – sollte erläutern, daß eine Anthropologie ohne Beachtung der starken Einschläge gerade dieser Herkunft ein zu grobes oder zu blasses, jedenfalls ein unzulängliches Bild vom Menschen entwirft. Die bisherigen Überlegungen erbrachten zwei Ergebnisse:

a) Der methodische Ansatz, der zu einer Weltbewältigung führt, die für ganze Geschichtsepochen befriedigt, entspringt einem Wandel im Selbsterlebnis der Menschen; er ist deshalb nicht beliebig und vertauschbar, solange der Denkstil verbindlich ist. Er entspricht dann wie jede andere Stiläußerung einer realen Ausdrucksbewegung; in ihr wird der ergriffene Anteil der Welt stilgerecht figuriert und gefärbt. Welche Macht die Selbstwandlung des Menschen, die dann zu einer bestimmten Determination seiner Welt führt, bewirkt, bleibt eine Frage, deren Beantwortung nicht gelingen kann, weil sie dem menschlichen Vermögen der Selbsterkenntnis transzendent ist. Aber ein weiteres Eindringen in die Wirkungszusammenhänge mag dort gelingen, wo den Kräften des Unbewußten eine adäquate Beachtung zuteil wird.

b) Die methodischen Denkansätze in ihren verschiedenen Formen – so in der final-gestaltenden oder in der kausal-mechanischen – sind untereinander unvergleichbar, weil sie von verschiedenen Grundbereichen her verfolgt werden. Jeder von ihnen enthält ein *pars pro toto*; dadurch wird transparent, daß sie bei aller

Inkommensurabilität einem gemeinsamen Ganzen zugehören. Freilich nur so lange, als in ihnen das Bewußtsein vorhanden bleibt, daß sie nicht das Ganze sind, sondern es nur –*pars pro toto* – repräsentieren. Denkmethoden haben Werkzeugcharakter, und zugleich sind sie Stilmittel. Deshalb sind sie historisch nur begrenzt nachvollziehbar, denn sie sind immer mehr als nur die logische Prozedur, die in ihnen stattfindet. Als Werkzeuge sind sie nichts ohne das Subjekt, das sich ihrer bedient. Deshalb sind die Resonanz, die sie im Lebenskreis von Epochen haben, und die Art, wie sie den Triebimpulsen, dem Imaginationsvermögen der Menschen dienten, nur mittelbar, d. h. historisch nachzufühlen. Der Schwung, das Einheitsgefühl mit dem Werdensprozeß der Kultur, aus dem heraus es zu verstehen ist, daß man sich ihr ganz einordnete und mit aller Kraft diente –: dies ist für den zurückblickenden Betrachter nur zu erahnen. Die mit solcher Denkmethode erarbeiteten Inhalte haben deshalb bleibenden Charakter nur so weit, als in ihnen eine Schicht der Welt aufscheint, die gleichsam in passiver Anteilnahmslosigkeit jederzeit den Zutritt gewährt, die aber erst dann für den Menschen bedeutungsvoll wird, wenn sie in seinem Weltbild bewußt oder unbewußt seinen Absichten, Zwecken dienend eingefügt werden kann. Aber gerade durch diesen Akt der Aneignung, des Einbeziehens in die Subjektivität, verliert die Welt viel von ihrer »Objektivität« und wird zur Welt von Menschen.

Dieser längere Umweg bei der Hinwendung auf das eigentliche Thema des Diskurses schien notwendig, um den Begriff der Objektivität, der in der geltenden Wissenschaftsauffassung fast durchgehend un-bedingt ist, in mehrfacher Hinsicht zu relativieren, gemäß der Mannigfaltigkeit der Grundbereiche des Daseins, die der Mensch objektisch zu erfassen vermag. Die Besinnung auf die Enge jedes methodischen Ansatzes sollte die Notwendigkeit erhellen, der Vielheit der Existenzformen durch eine Vielheit der Betrachtungsweisen gerecht zu werden. Was dann zur Folge hat, daß stets vergegenwärtigt wird, daß ein Entwurf aus nur einer Schicht der Existenz unzureichend bleiben muß.

Man kann geistiges Geschehen nicht kommensurabel definieren. Weil man aber an ihm teilhat, kann man es leidend erfahren. Dieses Leiden in seiner Qualität bestimmenden Bedeutung vermag man nur aufzufassen, wenn man davon ausgeht, daß der Mensch Geist hat und daß dies eine unvergleichliche, nur durch sich selbst erfaßbare Existenzweise ist. Weil er aber nur leibhabend Geist haben kann, verschlingen sich für seine Erfahrungen die Daseinsweisen unauflöslich. Das Niveau der Wissenschaft wird hier bestimmt. Dies ist sehr klar in einem Satz ausgedrückt, in dem von der Qualität einer Einzelwissenschaft, nämlich der Psychiatrie, gesprochen wird: »Man kann Neuropathologie treiben ohne Metaphysik, man kann Psychopathologie treiben ohne Metaphysik, aber die Psychiatrie, die diese beiden zu vereinigen sucht, muß ständig auf metaphysische Probleme stoßen.«[29]

[29] Kurt Schneider, *Der Krankheitsbegriff in der Psychiatrie*, in: *Monatsschr. f. Psych. u. Neurol.* 49, 1921.

IV. Exkurs über die Herkunft des Menschen

1. Die Korrektur des Selbstbildnisses. Das Selbstbildnis des Menschen enthält seine »Projektionen«

Auf den vorangegangenen Seiten ist mit wenigen Strichen zu zeigen versucht worden, daß der Aufbau moderner wissenschaftlicher Naturerkenntnis durch einen rationalen und diskursiven Prozeß zustande gekommen ist, daß dieser Erkenntnisvorgang jedoch eingebettet ist in ontologisch weitere Zusammenhänge, von denen die Kausalanalyse nur einen Ausschnitt wiederzugeben vermag. Jede Naturerkenntnis gewinnt Bedeutung erst dann, wenn sie sich in eine bewußt oder unbewußt vergegenwärtigte »Weltordnung« einfügen läßt. So sprechen zum Beispiel manche Hinweise dafür, daß Amerika längst vor Kolumbus aufgefunden war. Es gehörte mehr als die Kunst, einen Ozean zu überqueren, dazu, daß es »entdeckt« wurde. Erst als die Haltung der europäischen Menschheit von einer extraversiven Weltgläubigkeit bestimmt wurde, kam es dazu, daß der Leistung des Kolumbus ein epochebestimmender Widerhall zuteil wurde. Eine solche Konkordanz, ein gegenseitiges Sichannähern von Leistung des einzelnen und Entwicklungsdrang der Soziätaten, findet man auf jedem Wissenschaftsgebiet wieder, wo es der *universitas literarum* beisteuert, aber auch der Einfluß künstlerischer Persönlichkeiten hängt von diesem Zusammenklang ab; in den großen Propheten wird die Diskrepanz des Bezugsverhältnisses anschaulich.

Die Entstehung eines »Weltbildes« wird stets veranlaßt durch die Begegnung des Menschen – als eines sich selbst wandelnden Wesens – mit dem ihm je erreichbaren Bruchstück der Wirklichkeit. Was er im spontanen Vollzug seiner Selbstwandlung ergriffen hat, dieses Fragment, will unter seinen Händen immer zu einem »Ganzen« werden. So ist die Welt immer auch die seine. Er ist überall in ihr gegenwärtig. Dann muß er sich auch selbst in ihr vorfinden als eine Wirklichkeit unter anderen. Er wird sich selbst zum Objekt. In diesem Akt trifft er auf ein altes Bestreben in ihm: sich vor sich selbst in der Welt zu verbergen. Die Meditation aller Zeiten und Kulturkreise weiß davon. In jedem Tun seiner selbst inne zu sein, setzen ein hohes Maß von Anstrengung und eine hohe Stufe der Bewußtheit voraus, was immer vereinzelnd und damit lebenserschwerend auf die Existenz des Menschen zurückwirkt. Die Selbstwahrnehmung hinkt deshalb der Selbstverwirklichung meist nach und nimmt damit den Charakter einer historischen Betrachtung an. Durch diese Distanzierung in der Zeit wird all das, was die Tiefenpsychologie als »Projektionsweisen« zu erkennen gelehrt hat, ermöglicht. Wenn der Mensch einmal nicht mehr ganz bei sich selbst, sondern sich zu dem Bild entglitten ist, das er sich von sich macht, dann bleibt nicht aus, daß er korrigiert. Bei dieser bald naiv-unbewußten, bald halbbewußten Korrektur entfallen an erster Stelle jene Züge, deren Wahrnehmung das Ich mit unangenehmen Gefühlen verknüpft. Was mit der immer zur Idealisierung neigenden Selbstwahrnehmung nicht übereinstimmt, die ungewollten Einsichten in eigenes Versagen oder in die Beschränktheit der zur Verfügung stehenden Begabung, die Enttäuschungen der Lebenserwartung, die Stimmen des Gewissens, wird dadurch besänftigt, daß die Motive nicht im Ich, sondern neben ihm, in der Beschaffenheit der Welt und der Menschen gesucht werden, was sie wesentlich praktikabler macht. So verwandelt sich Furcht in die Vorstellung einer Bedrohung. Neid führt zu der Wahrnehmung, daß die andern egoistisch sind. Schon für das Kind wird der Stein, an den es in seinem Ungeschick stößt, böse; die Schnelligkeit und Leichtfertigkeit, mit der in der Welt der Erwachsenen der andere »schuldig wird«, ist groß. Aber auch die hohen Stimmungen sind projektionsfähig: dem Glücklichen lacht die Welt.

Man wird also annehmen dürfen, daß der Begriff »Mensch«, wo man ihm offiziell als Ausdruck einer Kollektivvorstellung begegnet, nicht ohne Korrektur aus dem Unbewußten zustandegekommen ist. Derart balancieren sich Mensch und Menschheit mit ihren Urwünschen, Urgedanken und Affekten gegen philosophische Einsicht, Anspruch des Ethos und des moralischen Kodex und gegen die Erfahrungen der Introspektion aus. Der Begriff »Mensch« muß als repräsentativ gelten für die Art und Weise, wie der leibhaftige einzelne und die Menschen einer Epoche sich gesehen haben wollen. Die Grundzüge eines derartigen Menschenbildes – als Stück eines Weltbildes – werden, solange es verbindlich ist, fast als apriorische Gegebenheit behandelt. Die offenbare Tatsache, daß das Menschenbild ebensowenig wie das Weltbild Konstanz besitzen, muß allerdings zur Vorsicht mahnen, in ihm eine urtümliche Objektivität hinzunehmen. So muß versucht werden, die Erscheinung in Relation zu den anderen großen Kollektivleistungen einer Epoche, im vorliegenden Fall vornehmlich zu ihrer Wissenschaft von der Natur der Dinge, zu bringen.

2. Resümee der vergleichenden Morphologie hinsichtlich Alter und Eigenständigkeit des Menschen. Umkehrung der Deszendenzlehre: Der Affe stammt vom Menschen ab. Der Mensch ein archaisches Fötalwesen

Welche Merkmale das Menschenbild trägt, bestimmt scheinbar die Erfahrung allein; aber durch diese schimmert an vielen Stellen die Wirksamkeit unbewußter Wünsche durch. In jede Wahrnehmung tritt ein bewußtseinstranszendentes, jedenfalls ein ungewolltes Moment der Lenkung ein. Dem gegenwärtigen Zeitalter ist der Mensch so selbstverständlich als Naturwesen in die allgemeine Evolution der Organismen einbezogen, wie er früheren Jahrhunderten als Wesen eines gesonderten Schöpfungsaktes Gottes galt. Zum Wesen des naturwissenschaftlichen Rationalismus gehört die Annahme durchgängiger Weltgesetze. Von dieser Position her ist kein Raum für die Anerkennung einer sonst nirgendwo verwirklichten Existenzweise. Wie sollte sie mit dem überall gültig befundenen Entwicklungsmechanismus oder sonst kausal zu definierenden Evolutionsvorgang der Welt und ihrer Wesen zu verknüpfen sein? So mußte der Mensch seiner Sonderstellung entkleidet werden. Bliebe sie erhalten, so wäre damit auch ein ganz wesentlicher Erfolg des Strebens nach Sicherheit, jenes Grundimpulses der menschlichen Orientierungsanstrengungen, verloren. Im Weltbild des Rationalismus wird die Sicherheit der menschlichen Existenz gerade durch die Anpassung an die Objektwelt garantiert. Die Lebewesen werden in ihm als die Produkte von Transmutationsvorgängen der belebten Materie verstanden; ihre Evolution aus dem Urzustand glaubt man im großen zu überschauen. Die Betrachtung sieht in den Lebewesen weniger Geschöpfe als Produkte eines mit verschwenderischer Zeitfülle arbeitenden Prozesses. In ihm ist der Mensch bestenfalls exponiert als »Spitzenwesen«, nicht als Sonderwesen.

Damit war die Verbindung zu älteren Menschenbildern, besonders zu dem der christlichen Epoche des Abendlandes, abgebrochen.

Das konkrete Beweismaterial für die Auffassung des Menschen

als Naturwesen wird in der nun sich entwickelnden Abstammungslehre zu suchen sein. Sie gipfelt denn auch um die Jahrhundertwende sehr selbstbewußt in der »natürlichen Schöpfungsgeschichte«, wie sie etwa von Ernst Haeckel erzählt wird.

Die Probleme der Menschwerdung gehören – so reizvoll es wäre, ihnen ausführlich nachzugehen – nicht unmittelbar in den vorliegenden Gedankenzusammenhang. So kann dem Schicksal der durch Darwin vorsichtig skizzierten, von Haeckel und ungezählten anderen ohne Zweifel sehr vergröberten und in der Gegenwart in der Genetik wieder sehr subtil gewordenen Deszendenztheorie nicht ausführlich nachgespürt werden. Was von der natürlichen Abstammungslehre des Menschen für eine reine Anthropologie, auch für eine Anthropologie im Rahmen der Heilkunde, von Wichtigkeit ist, wohin die wissenschaftliche Forschung durch ihre Funde endlich geführt worden ist, sei hier in Andeutung der markantesten Punkte zusammengefaßt.[30]

a) An sehr vielen Merkmalen des Menschen wurde entdeckt, daß sie entwicklungsgeschichtlich alten Epochen angehören. Sie stellen bewahrte Primitivismen, Unspezialisiertheiten dar. »Unter Spezialisierung ist zu verstehen der Verlust der Fülle der Möglichkeiten, die in einem unspezialisierten Organ liegen, zu Gunsten der Hochentwicklung einiger dieser Möglichkeiten auf Kosten anderer.«[31]

Damit erweist sich die Deszendenztheorie, wie sie Haeckel vertrat, an einem entscheidenden Punkt als unstimmig. Dort hieß es: »Die vergleichende Anatomie ergibt für den unbefangenen und kritischen Forscher die bedeutungsvolle Tatsache, daß der Körperbau des Menschen und der Menschenaffen nicht nur im höchsten Grade ähnlich, sondern in allen wesentlichen Beziehungen derselbe ist.« Es fänden sich zwar unbedeutende Unterschiede, aber sie »beeinträchtigen nicht das Gewicht der fundamentalen Gleichheit im Körperbau; denn sie sind nur bedingt durch geringe Verschiedenheiten im Wachstum der einzelnen Teile.«[32]

Sobald man das Festhalten an unspezialisierten Formen als eine große Besonderheit der menschlichen Gestalt erkannt hatte,

---

[30] Ein ausführliches Referat zu diesem Thema findet man u. a. bei A. Gehlen, im Kapitel: *Die morphologische Sonderstellung des Menschen*, (*Der Mensch*, Berlin 1940, S. 80 ff.)
[31] Gehlen, l. c. S. 81.
[32] Haeckel, *Die Welträtsel*, 7. Aufl. 1901.

öffnete sich der Blick für grundsätzliche Unterschiede zu den Anthropoiden. Haeckel schrieb noch: »Das morphologische und physiologische Verhältnis des Menschen zu den nächst verwandten Ahnen dieses Primatenzweiges [. . .] ist prinzipiell nicht verschieden von demjenigen, in welchem die übrigen Zweige und Äste dieses monophyletischen Stammes zueinander stehen. Wir sind daher zu der Annahme gezwungen, daß auch die Ursachen dieses wichtigsten phylogenetischen Prozesses keine anderen sind als diejenigen, welche die historische Transmutation der organischen Formen überhaupt bewirken.«[33] Demgegenüber wurde später – um nur Eigentümlichkeiten des Kopfes zu erwähnen – auf die Differenzen der Schädelwölbung, die Orthognathie, die Orthodontie, den Mangel ausdifferenzierter Eckzähne, das Kinn etc. als Spezifika hingewiesen. Schon 1897 hat Ranke – wie der Darstellung Gehlens zu entnehmen ist – darauf aufmerksam gemacht, daß sich die bleibende Schädelform des Menschen und die der Säuger (insbesondere der Affen) im Embryonalzustand oder noch in der Jugend ähneln, daß die Tierformen ihre Schädelform hingegen später weiter verändern. Durch dieses Stehenbleiben des Menschen auf einer Embryonalphase der Entwicklung, die von den Tieren durchschritten wird, ist z. B. mindestens erwiesen, daß »die Anthropoiden aus der Stammesgeschichte des Menschen ausscheiden«. Denn nach dem Dolloschen Gesetz ist die Entwicklung zur Spezialisierung nicht umkehrbar. Spezialisiertere Schädelformen wie die der Anthropoiden können demnach nicht der Schädelform des Menschen vorangegangen sein.

Die Gabelung in die Entwicklung zum Menschen und die Entwicklung zu den Affen ist also sehr weit zurückzuverlegen; keinesfalls ist der Mensch gestaltlich eine jüngere Bildung als sie, wie man es nach der Entwicklungspyramide der Darwinisten glauben müßte. Von den morphologischen Eigentümlichkeiten aus gesehen, wird man also von einer Urform des Menschen zu sprechen haben und ihr eine weitgehende Selbständigkeit unter den anderen von ihrer Urform weiter entfernten Tieren zubilligen müssen. Die Tiere mit Menschenähnlichkeit haben sich dann entweder aus dieser Urform des Menschen entwickelt oder laufen ihr nur bis zu einem gewissen Grade parallel. Der Mensch »ist also von Anfang an eigentlich Mensch gewesen«, seine selbständige Entwicklung

[33] Haeckel, *Systematische Phylogenie*, 3. Teil, 1895.

reicht »weit in das Tertiär zurück, er hat daher auch niemals das Menschenaffenstadium durchlaufen, vielmehr haben sich die Anthropoiden von ihm abgezweigt«.[34]

b) Die Abstammungsgeschichte wird jetzt also geradezu umgekehrt gedacht – nicht der Mensch stammt vom Affen, sondern der Affe stammt vom Menschen ab. Der Mensch ist die rezente Urform, die sich in der Vielheit der Möglichkeiten erhalten hat. Was er an Spezialisierung erwarb, ist kein Gut, welches er von anderen Wesen übernommen hat, sondern er hat es aus sich selbst entfaltet, jedenfalls während der »Drittel- bis halben Million Jahre«, die man ihn geschichtlich zu kennen glaubt.

Zudem wurde an den Richtbegriffen der Deszendenztheorie schärfste Kritik geübt. Was heißt denn überhaupt naturhistorisch-genetisch »höher« und »niederer«? Höher ist die Vermehrung an Spezialisierung, ob man sie nun als Anpassung oder Selbstentfaltung des Organismus verstehen will. Die Spezialisierung erwirkt die Fülle der Unterformen und Arten, die wir überall in der Natur finden. Aber »niemals führt eine Spezialisierung, mag sie geartet sein wie sie will, mag sie getrieben sein, soweit sie will, zu einem Hinübergehen in einen anderen Typus, in eine andere Grundorganisation oder in das ›Höhere‹«[35] Die klassische Deszendenztheorie verwendet nun »spezialisiert« und »unspezialisiert« äquivok mit »höher« und »niederer« und verschließt sich damit den Weg zur Erkenntnis dafür, daß die Fülle der Typen der Lebewesen keinesfalls durch das gleiche »Transmutationsgesetz« auseinander entwickelt werden kann, welches möglichweise die Entwicklung der Arten bestimmt. Für die Existenz der Typen gibt es genetisch keine zureichenden Erklärungsweisen, keinesfalls aber ein Gesetz ihrer Entwicklung, weil man überhaupt nicht weiß, ob sie sich entwickelt haben. Die Vielheit der typenhaft voneinander geschiedenen Lebewesen muß hingenommen werden, ohne Kenntnis der Wege ihrer Herkunft.

c) Die vergleichende Morphologie hat sich in den letzten Jahrzehnten zu einer Wissenschaft von großer Subtilität entwickelt. Sie

[34] Adloff, *Der Eckzahn des Menschen und das Abstammungsproblem*, in: Z. f. Anat. u. Entw. Gesch. 94, 1931. Auf diese geistvolle Darstellung und die übrigen Arbeiten des Autors sei mit Nachdruck verwiesen. – Neue Skelettfunde auf Java und in China in den letzten anderthalb Jahrzehnten bestätigen durchaus diese Auffassung (vgl. H. Höpke im Heidelberger Naturhist.-med. Verein 1947).

[35] Edgar Dacqué, *Der Mensch als Urform*, in: *Die Kreatur* 1929/30, S. 223 ff.

konnte zeigen, daß der Mensch, verglichen mit den »angepaßten«, allseits spezialisierten Tieren, auch mit seiner »Nachbarschaft« im Sinne der klassischen Abstammungslehre, primitiv, archaisch, »fötal« geblieben ist. Diesen Unterscheidungsmomenten mehr skelettärer Art hat nun Bolk noch – in der Individualentwicklung jedes menschlichen Wesens erkennbar – das Merkmal ihrer »Verzögerung oder Retardation« angefügt. Sie bezieht sich sowohl auf eine »untierisch verlängerte Kindheitsphase« als auch auf die über das eigentliche Zeugungs- und Gebäralter hinausreichende Lebensdauer. Die Retardation wurde zu einem Grundbegriff der modernen Entwicklungslehre des Menschen. Es kann hier nicht einmal angedeutet werden, welche Fülle morphologischer Eigentümlichkeiten der menschlichen Gestalt mit der »Entwicklungshemmung« verknüpft sind,[36] so daß Gehlen – man achte auf den gewaltigen Unterschied der Blickrichtung seit den Tagen Haeckels und der Entwicklungsmechanisten – ihre Bedeutung folgendermaßen zusammenfaßt: »Die notwendige Folge einer Retardationswirkung wäre mithin, daß der Körper in fortwährend höherem Grade einen fötalen Charakter bekommt, indem ursprünglich vorübergehende, jugendliche Zustände permanent werden. An dieser Stelle würden alle bisher referierten und von den verschiedensten Autoren aufgewiesenen ›Primitivismen‹ des Menschen, dazu noch eine Reihe neuer, von Bolk hervorgehobener, eine bestimmte Deutung erhalten: alle spezifischen menschlichen körperlichen Merkmale sind permanent gewordene fötale Zustände.«[37]

Von der Abstammungslehre, die den Unterbau zur These vom Menschen als Naturwesen zu geben und damit ein einheitliches Entstehungsgesetz aller belebten Wesen zu demonstrieren hatte, ist demnach nicht viel übrig geblieben. Die auf ein reichhaltiges Fundmaterial und dessen eindringliche Betrachtung aufgebauten modernen Einordnungsversuche des Menschen in die Geschichte haben nicht mehr viel mit der klassischen Abstammungslehre gemein. Indem eine Aufstellung der prinzipiellen Lösungsschemata hierher gesetzt wird, mag der Leser beurteilen, wieweit überhaupt noch von Abstammung gesprochen werden darf. Folgende Hypothesen sind möglich:

---

[36] Zur Bolkschen Theorie vgl. auch Versluys, Poetzl u. Lorenz, *Hirngröße und hormonales Geschehen bei der Menschwerdung.* Wien 1939. Dort und bei Gehlen ausführliche Hinweise auf die Originalarbeiten Bolks.
[37] Gehlen, l. c. S. 111.

1. Abstammung des Menschen von Anthropoiden, aber Einführung einer Zusatzhypothese, einer Ausnahmeregel, welche die Sonderstellung des Menschen erklären soll, also die Direktheit der Entwickelung bestreitet. (Bolks Retardation, Schindewolfs Proterogenese.)

2. Abstammung des Menschen von eigener Linie. Diese Theorie tritt in zwei Formen auf:

a) Mensch und Anthropoide haben sich parallel entwickelt, sie haben einen gemeinsamen Vorfahren in einem sehr unspezialisierten Urprimaten. Von diesem aus ging die Entwicklung direkt zum Menschen, während die Seitenentwicklung zum Anthropoiden eine in Richtung der Spezialisierung und ›Vertierung‹ war. Dieser Urprimat kann mit demselben Recht Anthropoide wie Hominide genannt werden. Der Australopithecus wäre ein später Rest eines sehr frühen Seitenzweiges desselben (Adloff, Osborn).

b) Der Mensch hat eine eigene über die Säugetiere noch hinausreichende Abstammung, es gibt einen »Sonderast« hominider Prägung bis in prä-mammale Zustände (Klaatsch, Westenhöfer; als Arbeitshypothese bei Frechkop).[38]

Man kann hinzufügen: durch nichts ist überhaupt der langsame Übergang einer Tierart in eine andere als ein allgemeines Gesetz der Entwicklung bewiesen, vielmehr ist überhaupt noch nicht definiert, ob die Vielheit der Typen entwicklungsgeschichtlich zu erklären ist. Die klassische Deszendenzlehre jedenfalls hat den Kronzeugen eines solchen Überganges, das »missing link«, nicht beibringen können, während es ihren Gegnern gelang, die Annahme sehr zwingend zu machen, daß dieses »missing link« nicht gefunden werden konnte, weil es nicht existiert hat.

Als Konklusion der Einzelbeobachtungen ergibt sich: sehr großes Alter, eine sehr lange selbständige Entwicklung, unvergleichbare Besonderheiten der arthaften Lebensprozesse zeichnen den Menschen aus. Zugleich hat er einen ganz bestimmten Weg der Existenzerhaltung vermieden, der von allen Tieren eingeschlagen wurde, dadurch, daß er seine Daseinsform auf den Besitz künstlicher Werkzeuge stellte, wo in der Tierreihe körperimmanente Möglichkeiten werkzeughaft ausgenutzt wurden.

Drückt man im Rahmen der aufs äußerste abgekürzten Darstellung den Entwicklungsgang des Menschen mit logischen Hauptsätzen aus, so müssen diese wie folgt lauten: Der Mensch konnte

[38] Gehlen, l. c., S. 125.

als organisiertes Wesen »fötal« bleiben, weil er künstliche Werkzeuge besaß. Werkzeuge dieser Art sind ein Erwerb, sie sind sein Eigentum nicht in natürlicher, sondern in geistiger Hinsicht. Es muß also eine Zeit gegeben haben, in der der Mensch wohl existierte, in der er aber noch keine Werkzeuge besaß. Wie konnte er diese Zeit ohne Fell, ohne Klauen, ohne Reißzähne, ohne ausreichenden Fluchtapparat usw. bestehen? Schon Klaatsch, ein Vorkämpfer gegen die Vermischung von anthropoiden und menschlichen Zügen, hat dieses Problem gesehen[39], aber später in seiner großen zusammenfassenden Darstellung *Das Werden der Menschheit und die Anfänge der Kultur*[40] nie mehr davon gesprochen. Die Frage ist sehr prekär, sie ist aus der »Natur«, wie sie sich heute präsentiert, nicht zu lösen. So müssen denn alle Versuche einer historisch-genetischen Rechenschaft von der Herkunft des Menschen »während der eigentlichen Epoche der ›Menschwerdung‹ eine besonders günstige, optimale Zufallsumwelt, ein ›Paradies‹ annehmen, denn ein uns spezialisiertes Tier, bevor es Werkzeugintelligenz besaß, war unangepaßt und schutzlos, kann also nur im ›Mutterschoß der Natur‹ gelebt haben«.[41]

Es bedeutet wohl kaum mehr als eine Entscheidung nach dem Geschmack, ob man vor einer derartigen Faktizität von »Zufallsumwelt« oder von »Paradies« spricht. Soviel geht in jedem Fall aus dem Gesagten hervor, daß vom Menschen als Naturwesen nicht gesprochen werden kann, wo ihm die Hauptdeterminante des natürlichen Entwicklungsvorganges oder, genauer gesagt, die Grundvoraussetzung einer natürlichen Existenzweise – wie sie von der klassischen Entwicklungslehre als Losung ausgegeben worden war –: die Angepaßtheit an den »Kampf ums Dasein« als Mitgift der Natur fehlte. Besteht ein Wesen trotzdem, dann besteht es offenbar über die Natur hinweg aufgrund von Kraftquellen, welche ihr überlegen sind.

[39] *Korresp. Blatt d. Dtsch. Ges. f. Anthropol.* 1899, S. 157.
[40] Letzte Auflage, herausgegeb. von Andree, Weinert u. Lechler, Berlin 1936.
[41] Gehlen, l. c., S. 127.

3. Die Unspezialisiertheit fordert den Besitz des Geistes als Grundgegebenheit

Sieht man so die aus dem Weltbild des Kausalmechanismus geborene klassische Deszendenztheorie als ungenügend zur Bewältigung des erarbeiteten Tatsachenmateriales zurücktreten, dann geschieht dies eben gerade deshalb, weil in ihr die unüberbrückbare Kluft zwischen Mensch und Tier verschleiert werden sollte. Trotz aller Ähnlichkeiten zwischen Mensch und Affe, die natürlich auch früheren Jahrhunderten nicht verborgen geblieben waren – wie die Untersuchungen des Galenus an Affen beweisen –, kann man nun nicht mehr beruhigt den Ort des Menschen methodisch in der Zoologie bestimmen; er liegt nicht hoch oben oder tief unten in einer fiktiven Entwicklungspyramide, die auf einem »Urtier« beruht, sondern man hat ihn als ein Geschöpf aus eigener Form zu begreifen. Mit der Erfindung der künstlichen Werkzeuge ist zwar keineswegs das Menschliche genetisch zu definieren, doch hat dieser Erwerb die Existenz des Menschen in der Natur ermöglicht. Dieser Besitz muß ebenso alt sein wie der »irdische« Mensch, d. h. der Mensch außerhalb nicht mehr denk- und erkundbarer Zufallsumwelt.

Der Besitz der künstlichen Werkzeuge hat Folgen gehabt, die nicht aus der Existenz des Menschen wegzudenken sind; weshalb man hier nicht mehr Bedingung und Bedingtes zu trennen vermag – etwa ob die Werkzeuge die Retardation als Ausdruck der Überlegenheit über Naturrhythmen ermöglichten oder ob die Retardation Anlaß war zu den meditativen oder imaginativen Akten der Werkzeugerfindung. Derartige Trennungen entsprechen einem kausalistischen Bedürfnis, sie sind aber unerheblich gegenüber der zur Beachtung drängenden Tatsache, daß die künstlichen Werkzeuge die Existenz des Menschen garantieren, und daß außerhalb seiner Existenz, selbst nicht bei den Anthropoiden, kein wirklich vergleichbarer Werkzeuggebrauch gefunden wird. Ja, darüber hinaus bewirkten sie noch rückläufig, daß der Mensch durch ihren Einsatz seinen Körper immer mehr von dem ihm immanenten Werkzeugcharakter entlasten konnte. »Das Entwicklungsprinzip des Tieres ist das Prinzip der Körperanpassung (Körperfortbildung), das Entwicklungsprinzip des Menschen ist das Prinzip der Körperausschaltung vermittels künstlicher Werkzeuge.«[42]

[42] P. Alsberg, *Das Menschheitsrätsel*, Dresden 1922.

Im gleichen Maß, in dem der Mensch gelernt hat, den Körper auszuschalten, ist er in einem ihm allein eigentümlichen Sinn ein geistiges Wesen geworden. Sucht man seine Genese, wie dies in den Naturwissenschaften geschieht, in seiner Organentwicklung zu fassen, so gerät man in einen offenbaren Widerspruch, denn in vieler Hinsicht ist sie im Lauf der Menschheitsgeschichte nicht fortgesetzt worden. Durch Höherentwicklung seiner Organanlagen, vervollkommnete Anpassung, ist das Wesen der Genese des Menschen offensichtlich gerade nicht bestimmt.

4. Die Neurosen laufen der Körperausschaltung, dem Prinzip der Menschwerdung, entgegen

In der Krankheit des Menschen erfährt jedoch gerade die Tatsache eine starke erlebnismäßige Stütze, daß das Leben in Organen sich abspielt. Die Organkrankheit erinnert an den nicht eliminierbaren stofflichen Bestand im Ganzen der Gestalt. Für die psychogene Organerkrankung ergibt sich daraus eine sehr eindrückliche Deutungsmöglichkeit. In ihr fällt der Mensch auf seinen Körper als ein »Werkzeug« zurück; sie stellt also einen Versuch der Rückkehr in die natürliche Welt dar oder vielmehr den Versuch einer Mimikry mit ihr. Der Infantilismus, der in jeder Neurose steckt, der archaische Gehalt der Träume, läßt sie dann als einen Regreß, eine Enantiodromie, eine ungewollte Gegenläufigkeit begreifen. Indem in der psychogenen Krankheit Weisen existentieller Selbständigkeit – etwa ein ethischer Konflikt – in die Erlebnisform einlaufen, die aus der Zuständlichkeit eines Organs bzw. seiner gestörten Funktion erwächst, strebt sie den Weg, der die Sonderposition des Menschen im Naturreich getragen hat, zurück. Auf diesem Weg wird, im Bild gesprochen, auf jede Weise die Eigenenergie der Stofflichkeit sublimiert, entstofflicht, transformiert in geistig-seelische Energien. Das bedeutet, daß der Mensch seinen Leib nicht nur als Werkzeug, sondern auch als Ausdrucksmittel immer weniger nützt. Als Realität bleibt daneben die unübersetzte enge Verknüpfung von Körperzuständen und Erlebnis, vielmehr von Determination des Erlebnisses durch Körperreize, durchaus erhalten. Die Neurose läßt sich dadurch theoretisch beschreiben, daß sie neue leib-seelische Beziehungen schafft. Eine seelische Erregung, die sich nicht an den Partner wenden darf, wird in den funktionellen Möglichkeiten eines Organs zurückbehalten, »introjiziert« (Freud) – sublimierte Energie wird neu organisiert. Das »dramatische Bedürfnis« (Schottländer[43]) wird in der Spannung zum Selbstbewußtsein, welches das Organ vermittelt, statt in der Dialektik zwischen Ich und Du befriedigt. Regelmäßig ereignet sich durch diese Überlastung, die zugleich eine Überdetermination darstellt, eine Störung in der Organleistung.

5. Körperausschaltung kann auch zur Selbstvernichtung statt zur Selbstbefreiung führen. Grenzen technischer Heilmaßnahmen

Die Entwicklungsverknüpfung mit den Naturwissenschaften hat für die Heilkunde bedeutet, daß sie erfüllt wurde durch Physiologie und Pathologie der Organe. Das bringt sie, soweit sie dann doch in irgendeiner Form dem Menschen gegenüberzutreten hat und nicht nur seiner Organisation, in eine fast tragikomische Situation. Der kausalistische Materialismus brachte eine Erweiterung des menschlichen Werkzeugbestandes zu einer vorher noch nie erreichten Fülle. Dies bedeutete in der sozialen Wirklichkeit Körperausschaltung in größtem Stil. Zugleich vollzieht sich andererseits eine »Rückkehr zur Natur« dadurch, daß sich der Mensch wieder als Naturwesen und sonst nichts auffaßt. Die Heilkunde erfährt in dieser Epoche der Naturbetrachtung eine unerschöpfliche Vermehrung ihres Wissens von Organbestand und -funktionen. Dies war die Voraussetzung dafür, schließlich nur noch eine Vergegenwärtigung des Menschen durch die Struktur seiner Organe vollziehen zu können, nur noch diese als eine Realität wahrzunehmen – tatsächlich: nur sie als wahre hinzunehmen. Das Wissen, daß die Fähigkeit, Organisches durch Außerorganisches ersetzen zu können, den Entwicklungsweg des Menschen phylogenetisch ebenso wie historisch ausgemacht hat, nicht zuletzt bis zu dieser letzten Entwicklungsstufe des Organersatzes durch maschinelle Technik, ging dem Bewußtsein mehr und mehr verloren. So mußte die wissenschaftliche Leistung darauf beschränkt bleiben, einen möglichst vollständigen Organ- und Funktionskatalog aufzustellen. In der Praxis setzte sich in der Heilkunde aber überall eine Ak-

[43] Vgl. *Über Einsamkeit, Polarisation und dramatisches Bedürfnis.* In: *Psyche Jg. 1, 1947.*

tivität durch, die ein Stilelement des Zeitalters technischer Weltbewältigung ist. In der Therapie nämlich wird, wie es zur Technik gehört, Organ- und Erlebnisausschaltung in größtem Stil betrieben. Hierin gipfelt geradezu die therapeutische Leistung. Dies ist am klarsten zu erkennen an der Entwicklung, welche die Chirurgie genommen hat. Immer neue Organexstirpationen gelingen: Man lernt den Blinddarm, die Schilddrüse, die Milz, die Gebärmutter, den Magen, die Lunge wegzunehmen – schließlich sogar eine Hälfte des Großhirns. Und alle diese künstlichen Organverluste begleitet und ermöglicht eine unermüdlich ausgebaute Schmerz- und Bewußtseinsausschaltung. Aus dieser Gleichsetzung von aggressiver Korrektur psychologischer Abläufe mit Therapie nimmt sich schließlich die »eugenische« Menschenausschaltung zum Wohl des »Volkskörpers« nicht so befremdlich und irrtümlich aus, wie es moralisch entrüstete Forscher nun darstellen wollen. Denn die Moral selbst – als sublime Reaktion – wurde ausgezehrt von dem übergreifenden neurotischen Vorgang der Re-organisierung, Materialisierung in der Anthropologie des Zeitstils.

Der Weg ist konsequent, großartig und nicht ohne Symbolgehalt. Die Körperausschaltung versinnbildlicht sich in der therapeutischen Technik der Heilkunde ebenso, wie der Bewußtseinsverlust in der Narkose für den Verlust des Selbstbewußtseins des Menschen als Sonderwesen stehen kann, da gerade seine Unvergleichlichkeit mit dem bloß Natürlichen durch den Besitz des Bewußtseins verdeutlicht wird.

Hier müßte eine Analyse der Technik als Inbegriff einer Leistung der »Werkzeugintelligenz« einsetzen; es müßte untersucht werden, inwiefern sie tatsächlich eine Sublimierung der leiblichen Energien zu spezifisch menschlicher fördert; was ihre Existenz überhaupt ermöglicht hat, und wieweit sie sich selbst vernichtet dadurch, daß der Mensch in ihrer Welt seine Sonderstellung mißversteht.

V. Freiheit und menschliche Existenz

1. Freiheit als Erlebnis. Um Freiheit zu fassen, sind andere Denkformen als die naturwissenschaftlichen erforderlich

Der Umweg zu so weitschichtigen Voraussetzungen einer jeden Wissenschaft, die den Menschen zum Thema hat, kann nicht zurückgelenkt werden, ohne vorherige Behandlung einer Eigenart in der menschlichen Existenz, die als Grundgegebenheit in ihr aufzufassen ist: das Erlebnis der Freiheit. Ohne dieses ist keine Weise des Selbstverstehens zu denken.

Das Gefühl, Freiheit zu haben, im Denken und Handeln, ist für den Menschen ebenso ursprüngliche Wahrnehmung wie die, Geist, Seele, Leib zu haben. Reflektiert der Mensch über das, was er als Freiheit in der Welt oder in sich auffaßt, so bemerkt er, daß er unmittelbar an der Grenze der Transzendenz steht.

So wird es nie eine einheitliche Definition der Freiheit geben, eine umfassende Antwort darauf, was sie sei, und eine Lösung der Frage, ob sie ein Wähnen oder eine in die Realität modifizierend einstrahlende Macht ist. Daß das Erleben der Freiheit im Problem der Willensfreiheit immer wieder den einzelnen wie die Philosophie beunruhigt, daß dieses Problem in der Geschichte an sehr markanten Punkten aufgetaucht ist, beweist, welch tiefe Wurzel es im Menschen hat.

Es kann hier nicht versucht werden, die Fülle von Inhalten auch nur anzudeuten, die am Freiheitsbegriff im Lauf der Geschichte des Denkens wahrgenommen wurden; vielmehr soll Freiheit für diese Betrachtungen rein phänomenale Bedeutung haben, als Erlebnis verstanden werden. Das heißt, es wird aus der Tatsache des Wortes »Freiheit« und der Möglichkeit, es unmittelbar verstehen zu können – wie viele Sinndeutungen immer ihm angehängt werden mögen –, abgeleitet, daß es einen elementaren Faktor des Selbsterlebnisses bezeichnet.

Aus der kausalanalytischen Naturforschung ist allerdings der Freiheitsbegriff verschwunden, sicher nicht ohne bedeutende Folgen für den Charakter und die Wirkung dieser Wissenschaftsart, vor allem dort, wo sie universale Geltung anstrebt. Denn soweit sie reicht, gibt es keine Freiheit, da sie als Realität nicht aufweisbar ist, weder zu beweisen noch zu widerlegen. Sie ist für den empirischgegenständlichen Blick nicht da. Zugleich ist sie in jedem Verhalten des Menschen zu sich und zu anderen vorausgesetzt.

Es ist zu erwarten, daß dort, wo sie beschnitten oder verloren wird, Reaktionen des Menschen gegen sich oder die Welt erfolgen werden, je nach der Richtung, aus der Freiheit für ihn in Frage gestellt wird; ob er sie nicht wagt, nicht wahrnehmen will oder ob sie ihm nicht gestattet wird.

Man braucht andere Denkformen als die, welche in naturwissenschaftlicher Forschung vorkommen, um die Macht und Kraft zu ermessen, die der Mensch in sich aufzurufen vermag, wo er dem Verlust der Freiheit widerstrebt oder sie zu erringen sich bemüht. Denn es liegt ein anderer Ursprung im Wesen der Natur und im Wesen der Freiheit. Entsprechend sind es andere Kategorien, in denen um Freiheit gerungen, über sie gedacht wird; ist es eine andere Gewißheit, welche ihr Besitz verleiht, als die einer empirischen Forschung.

Dabei ist auch hier wieder nicht zu verhehlen: so sehr es ein Irrtum ist, naturwissenschaftliche Erkenntnisweise auf Freiheit und umgekehrt Erfahrungen der Freiheit auf Naturgeschehen zu übertragen, für den Menschen dürfen Freiheit und Natur so wenig getrennt angeschaut werden, wie Leib oder Seele oder Geist aus der umfassenden Einheit seiner Person herausgebrochen werden dürfen zu einer einsinnigen Erklärung der Person aus einer der Komponenten. Verschließt man sich deshalb nicht der Tatsache, daß das Seiende – wie es für ihn erfahrbar wird – ihm in mannigfaltigen Grundbereichen entgegentritt, so muß man daraus ableiten dürfen, daß sich die Erkenntnis grundsätzlich verschiedener Methoden bedienen muß, um zu angemessenen Urteilen zu kommen. Tut sie dies nicht, so übersieht sie unter Umständen die Existenz denkbar starker Kräfte, die an der Gestaltung jener Struktur Anteil haben, die sie untersuchen will.

2. In der Krankheit wird Freiheit verloren

Für den Fall, daß man ausschließlich ein pathologisches Organgeschehen als Krankheit bezeichnet, geschieht ein derartiges Versehen. Denn Krankheit kann eine unmittelbare Reaktion auf den Verlust von Freiheit darstellen. Wo immer das Leben sich einengt, durch unwiderrufliche oder doch schwer korrigierbare Entwicklungen und Entscheidungen, kann Krankheit den Verlust dadurch ertragen helfen, daß sie den Freiheitsverlust anschaulich macht mit dem Charakter einer objektiven, scheinbar von außen auf das Individuum zukommenden Wirklichkeit. Krankheit repräsentiert den Verlust an Freiheit. Freiheit, nie ohne die oft zum Verzicht zwingenden Widerstände der Welt gegeben, ist der Erlebnisbereich, in dem der Mensch unmittelbar sich selbst erfährt. Die Niederlage der Freiheit ist für das Individuum entsprechend dem Grad der Widerstandslosigkeit, mit der es sich dem Glauben an ihre Allmacht hingab, unerträglich. Die Widerstände der Welt gegen die Freiheit des Planens, Wollens beginnen aber in der Sphäre der eigenen Leiblichkeit jedes Menschen. In der Beziehung zu seinem Leib ist er zwar ganz er selbst; aber durch ihn wird er zugleich unter die Körper der Welt gestellt, für welche anonyme Gesetze bestimmende Gültigkeit haben. Der Mensch kann nicht die Grenzen seiner leiblichen Leistungsfähigkeit ignorieren, er unterliegt mannigfachen Rhythmen der Lebensvorgänge, ist für viele Zu- und Unfälle bloße widerständige Materie.

In der Organisation als Lebewesen erfährt die menschliche Freiheit also eine ständige Begrenzung, weshalb in allen Kulturen Mittel und Methoden der Lebensweise und Lebensweisheit entwickelt wurden, durch welche die Macht des Leibes im Ganzen der Person verringert werden soll.

3. Freiheit und Verantwortung

Am Körper wahrgenommen ist Krankheit deshalb immer eine Einengung der Freiheit, denn in ihr erlangt die Wirklichkeit des Leibes, also der Objektwelt, überwiegende Bedeutung. Die Leistungsbreite verringert sich; damit werden Vorsätze, Ziele unerreichbar, die im Zustand der Gesundheit planend erfaßt wurden.

Keine Askese vermag die Antithese zwischen Seelisch-Geistigem, dem die Freiheit als Verhalten entspringt, und dem Körperlichen aufzulösen, wenn zugleich hier eine entscheidende Möglichkeit für die Freiheit liegt, sich selbst der materiellen Wirklichkeit entgegenzustemmen. Im Körperlichen wiederum bereitet die Krankheit auf das schwerste Grenzerlebnis der Freiheit, den Tod, vor; in ihm scheint sie aufgehoben.

Wenn Freiheit das Erlebnis ist, welches die Entwicklung des

Menschen im Sinne der Selbstverwirklichung trägt, dann erfährt sie in der Krankheit die Verschärfung des Widerstandes der Körperlichkeit, die primär den Gesetzen der außersubjektiven Welt untersteht und nur in der menschlichen Existenz in einer für diese eigentümlichen Doppelbeeinflussung geprägt ist. Es gibt aber noch einen Modus der Freiheitsbeschränkung, der darin besteht, daß sich Freiheit selbst aufgibt. Dies kann nur in Entscheidungen ihrer eigenen Sphäre geschehen. Wie Freiheit gegen das Gesetz der materiellen Welt in dialektischer Spannung steht, so wiederholt sich diese Spannung im Psychischen in der Verantwortung. Freiheit erfährt auch dort ihre Begrenzung.

4. Neurose ist immer Leidvermeidung. Statt Leid wird in der Krankheit eine Freiheitsbeschränkung ertragen

Freiheit kann nicht dazu verhelfen, Leiden zu vermeiden, wo dieses genuin mit der Existenz des Menschen und mit der Situation seiner subjektiven Vereinzelung sinnfällig verbunden ist.

Späteren Darlegungen vorgreifend ist festzustellen, daß in jeder Form der Neurose der Versuch einer Leidvermeidung enthalten ist. Auf welchem Weg dies geschieht, das nachzuweisen ist die Aufgabe. Daß der Wunsch, Leid zu vermeiden, zur Krankheit führen kann, setzt aber generell zweierlei voraus:

Sinnerfülltem Leiden, wie es symbolisch etwa in den mönchischen Opfern der Macht, der Habe und der geschlechtlichen Sinnlichkeit ausgedrückt wird, kann nicht entgangen werden ohne Störung der inneren Entwicklung des Menschen; hier liegt die eigentliche Möglichkeit, das Wesen einer »ausgleichenden Gerechtigkeit« einzusehen. Welcher Art das »Wissen« ist, durch das der Mensch die Notwendigkeit einer Übernahme von Leid und Opfer als für ihn zwingend erkennt, kann hier nicht darzustellen versucht werden. Man wird der Frage später bei der Beleuchtung des Zusammenhanges von Unbewußtem und Gewissen wiederbegegnen. Wo immer aber die Freiheit mißbraucht wird, in der Verletzung der Schranken, die der Mensch in der Kommunikation mit seinen Wünschen, Trieben, mit der Gemeinschaft zu erleben hat, wird seine Eigenart Entstellungen erfahren.

5. Der Freiheitsverlust ist eine Einbuße an autonomer menschlicher Existenzweise

Das Postulat einer Psychogenese der Krankheiten macht die Annahme notwendig, daß die Möglichkeit gegeben sein muß, daß sich pathologische Vorgänge aus der Autonomie des seelisch-geistigen Bereiches in irgendeiner Weise in somatisches Geschehen fortsetzen. Dies erscheint beim Menschen als einer psychosomatischen Ganzheit nicht verwunderlich; jede Handlung als Ausführung eines Gedankens beweist solche Möglichkeit. Eine Besonderheit der Psychoneurosen liegt darin, daß der Verlust an Freiheit, der durch Leidvermeidung entsteht – z. B. wenn sich das Individuum schrankenlos seinem Besitzstreben hingibt und so an seine Habe gefesselt wird –, vom handelnden Menschen nicht als solcher erlebt wird, sondern als körperliches Unvermögen, z. B. zu schlafen, sich zu bewegen, sich vom Erlebnis eines Körperschmerzes zu befreien. Wo Freiheit sich selbst aufgab, im Verfehlen ihrer Möglichkeit, erscheint dann Unfreiheit, welche aus dem Objektbereich der Körpervorgänge herzurühren scheint. Der Mensch, der sich selbst unfrei werden ließ, wähnt sich dann in einer von außen, vom Schicksal über ihn verhängten Krankheit und Freiheitsbeschränkung. Oft ist die Verwechslung daran zu erkennen, daß tatsächlich kein somatischer Defekt vorliegt, sondern der Kranke nur aus der Vorstellung eines solchen handelt und lebt; oft aber ist die Energetik der seelischen Katastrophe stark genug, um eine faktische körperliche Krankheit die Einbuße an Freiheit übernehmen zu lassen. Man kann dafür im ersten Fall den Begriff der »Randneurosen«, im zweiten Fall den der »Kernneurosen« verwenden – oder treffender von Psychoneurosen und psychogenen Organerkrankungen sprechen.

6. Der Kranke hat die Freiheit, wollen zu können, verloren

Hier ist auch der Ort, einer alten Vorstellung entschieden entgegenzutreten, welche glaubt, bei den sogenannten Psychoneurosen handle es sich um Willensstörungen. Wenn der Kranke »nur wolle«, könne er die Symptome beseitigen.

Freiheit ist eine unbedingte Voraussetzung des Willens. Bloßer Zwang erfordert weder die Existenz des Willens, geschweige, daß er die Freiheit als konditionelles Moment für ihn braucht. Im Hinblick auf die unbelebte Natur ist es unsinnig, von Freiheit und Willen zu sprechen. Aber auch unter den Lebewesen trifft man beide nur beim Menschen an. Noch die Instinkthandlungen setzen keinen Willen voraus; denn das Individuum, das ihnen unterliegt, kann sich ihrem Zwang nicht entziehen. Dies ist sogar geradezu die Definition des Instinktes. Instinktives Verhalten wird in dem Augenblick durchbrochen, in dem das Gegenteil des im Zwang erreichten Verhaltens frei gewollt werden kann, vielleicht auch erreicht wird.

Rückläufig ist zu formulieren: Wo ein Verlust an Freiheit erfahren wurde, bewußt oder unbewußt, wo ein Stück der Freiheit des Verhaltenkönnens vernichtet wurde, da kann auch nicht mehr gewollt werden. Wo ein Ereignis etwa die Kommunikation mit dem Nächsten zerstörte, kann sie nicht mehr, z. B. in liebender Zuwendung, gewollt und erreicht werden; wo die Freiheit des Blickes auf ein Ziel untergegangen ist, kann es nicht mehr wollend erstrebt werden. Erscheint aber – immer durch die Mitwirkung des Unbewußten – ein derartiger seelischer Verlust in der Metamorphose einer Körpersensation, eines gestörten Funktionsablaufes – z. B. als motorische Hemmung oder als Obstipation, schließlich sogar als Destruktion eines Organs, z. B. als Magengeschwür –, so ist diese nicht mehr bloß wollend zu überwinden. Mancher Neurotiker, dem seine körperliche Gesundheit bedeutet worden war und der zur Überwindung seines Symptomes aufgefordert wurde, hat das Wort gehört: Wo ein Wille ist, da ist auch ein Weg. Diese Sentenz wäre unsinnig, wenn nicht mit dem Weg das Ziel, zu dem er führt, mitgemeint wäre. Gerade dieses hat aber der Neurotiker verloren oder aufgegeben, weil es ihm wegen des Leidens, das ihm vorangeht, unerreichbar dünkt. Er besitzt potentiell zwar Willen; aber er kann nicht wollen, weil sein Wunsch der Leidvermeidung die Freiheit des Willens aufgehoben hat. Wo kein Ziel ist, da ist auch kein Weg. Die Therapie wird also nichts erreichen, vielmehr das Unglück vergrößern, wenn sie den Willen mobilisiert, da es allein darauf ankommt, den Kranken zur Übernahme eines Leides zu bewegen, wenn ihm in der Vorstellung eines Zieles die Freiheit, wollen zu können, wieder zufallen soll.

7. Das Subjekt als die Wirklichkeit von Freiheit und Gesetz

Der Anteil der Freiheit am Verhalten des Menschen setzt dessen Bestimmbarkeit mit Naturgesetzen (wie sich sogar an der Eigenart seiner körperlichen Gestalt nachweisen ließ) enge Grenzen. Andererseits widersteht ihm als freies Wesen die Naturgesetzlichkeit seiner leiblichen Existenz, und die Stimme seines Gewissens hält ihn zurück.

Wie der Mensch im Selbsterlebnis offen ist für viele Weisen des Daseins, so kann ihn auch Wissenschaft nicht in einsinnigen, einschichtigen Begriffssystemen erfassen. In unvergleichlich stärkerem Maß ist an ihm die Individualität als an anderen Lebewesen wahrzunehmen. Das Typische, die Variante des Typus, ist bei ihm in wechselnder Intensität überformt von Zügen einer subjektiven Einzigkeit. In der Freiheit, mit der er sich zu sich selbst und zur Welt verhalten kann, ist eine Grundbedingung dieses Individuationsprozesses erkannt. Freiheit im aufgezeigten Sinn ist Merkmal der menschlichen Existenz; so wird eine Wissenschaft vom Menschen unmöglich ihrem Gegenstand angemessen sein können, wenn sie auf die Bewertung dieser Eigenart nicht eingeht.

Da Wissenschaft Methode verlangt, Methode aber auf der Vorlage einer Gesetzmäßigkeit beruht, Freiheit und Gesetzmäßigkeit kontradiktorisch sind, ist eine scheinbar paradoxe Situation für die Wissenschaft vom Menschen als wirklicher Einheit, der die Methode gerecht zu werden hat, geschaffen – Paradoxie, weil in der Tat der Mensch begrifflich bestimmbar und nicht bestimmbar ist. Die Paradoxie erreicht aber nur scheinbar den eigentlichen Problemgehalt, der darin besteht, daß der Mensch sich als Gegenstand des Interesses gegeben ist, weil er die Fähigkeit hat, auf sich selbst zu reflektieren. Damit wird der Wunsch, sich selbst erfahrend zu ordnen, erklärlich. Zugleich ist sich der Mensch aber selbst immer existentiell verborgen. Das heißt, jeder wissenschaftlichen Bemühung um ihn ist hier eine unumstößliche Grenze gesetzt, die aber nicht als fester Limes zu denken ist, an den die Forschung irgendwann stößt, die vielmehr in jeder Weise, wie der Mensch nur gegeben sein kann, immanent existiert. Deshalb begegnet die Wissenschaft im Menschen einer grundsätzlich anderen Aufgabe. In der Erfahrung der unbelebten und belebten Natur handelt es sich für sie um Erforschung von Gesetzen, beim Menschen als Inhalt um die Erkennung der Relativität vieler Gesetzesmodi, die durch die Möglichkeit zur Freiheit des Verhaltens entsteht.

Weil Gesetzlichkeit und Freiheit, vom Gedanken bis zur individuellen Leiblichkeit, durchgehend in unlöslicher Verflochtenheit im Leben jedes einzelnen Menschen erscheinen, der einzelne aber die notwendige Voraussetzung für die Erkenntnis der Gattung ist, bleibt der Wissenschaft, wo sie den Menschen zum zentralen Gegenstand gewählt hat – wie oben angedeutet –, kein anderer Ausweg, als das Subjekt in ihre Überlegungen wie ihren methodischen Ansatz hereinzunehmen. Was dann im Falle der Heilkunde zur Folge hat, daß der Arzt seine Beobachtungen mit denen, die der Kranke erlebend gemacht hat, verbinden muß. »In der Physik läßt sich die Erkenntnis vom Gegenstand affizieren; sie folgt demselben. Der Biologe dagegen lebt sich in seinen Gegenstand ein und erfährt ihn durch sein eigenes Leben. Um Lebendes zu erforschen muß man sich am Leben beteiligen.«[44] Kein Forscher ist in einer glücklicheren Lage als der Arzt, weil ihm das Eintreten in seinen Gegenstand durch die arthafte Gleichheit mit ihm unendlich erleichtert wird. Weil er sich selbst erleben kann, kennt er die Fraglichkeit des einzelnen unmittelbar.

Wird in die Wissenschaft das Subjekt – d. h. eine Weise der Freiheit in der Existenz – eingeführt, so hebt man damit nicht, wie irrtümlich gemeint werden könnte, die Wissenschaft als kritische Erfahrungsweise auf, sondern man vertieft sie. Das gleiche meint wohl Novalis mit dem Satz: »Wir wissen nur, insoweit wir machen, wir kennen die Schöpfung nur, insofern wir selbst Gott sind; wir kennen sie nicht, insofern wir selbst Welt sind.«

Wer den Menschen erlebt, nicht allein, wie er lebt und erschaffen ist, »Welt ist«, sondern wer ihn mit dem Warum beschäftigt sieht, kommt nicht aus ohne vielfältige Erkenntnisweisen, um sich dadurch sein Wissen vom Menschen immer von neuem zu schaffen.

[44] V. v. Weizsäcker, *Der Gestaltkreis*, S. 150.

VI. Krankheit als geschichtliches Motiv

1. Das Geschichtliche an der menschlichen Existenz

Überschaut man die Herkunft des Menschen, wie er aus der relativen Nähe seiner ihm bewußten Geschichte und der unauslotbaren Tiefe seiner Art- und Seelengeschichte kommend uns vor Augen steht, so wird man es als eng empfinden, wenn an dieser »alten« Existenzweise des Menschen das Geschichtliche übersehen wird. Wo er als Naturwesen begriffen wird, ist dies aber der Fall. Natur kennt aus sich keine Geschichte, sondern ist Geschehen, welches sich gesetzmäßig in irgendeinem ihrer Wesen exemplifiziert. Derart läßt sich der Mensch nicht betrachten, wenn man von ihm mehr sehen will als nur seine konkrete Organisation; und auch diese ist noch keineswegs zureichend erfaßt, wenn man nicht die größeren Zusammenhänge, mit denen sie funktionell verbunden ist, gleichzeitig beachtet.

Der Mensch ist ein geschichtliches Wesen. Geschichte bedeutet, daß Geschehen in einem Bewußtsein aufgefaßt wird. Es gibt also wohl objektives Geschehen, aber keine eigentliche Geschichte ohne den Akt eines Subjekts. Durch den Menschen wird Geschichte; nicht erst dadurch, daß er tut, sondern schon durch den Eintritt seiner Existenz in die geschehende Welt.

In der Anwendung auf das nun zur Klärung drängende Phänomen Krankheit ist zu folgern, daß nicht damit gedient sein kann, sie (wenn nicht in jedem Fall, so doch in dem der Psychoneurose) unhistorisch, d. h. nur unter dem Gesichtswinkel einer natürlichen Pathogenese, zu betrachten. Die Krankheit des Menschen muß wie jede andere seiner Lebensbewegungen in einem Zusammenhang mit der Geschichtlichkeit seiner individualen Existenz stehen, sie muß im Gegensatz zur Krankheit der übrigen Lebewesen als überdeterminiert gelten. Die biologische oder pathophysiologische Deutung reicht ihr gegenüber nicht aus. Ebensowenig aber ginge es an, sie zu spiritualisieren und den Veruch zu machen, sie »durch den Geist zu heilen«, welcher Geist dann zum allein existenten wird, dem sich die Materie in sensualistischer Weise unterordnet; und zwar nicht in einem gleichsam agonalen Bezugsverhältnis, sondern indem sie ein »trüber Rest«, ein Epiphänomenon des Geistes wird.

Ehe weiteren Merkwürdigkeiten der menschlichen Krankheit nachzuspüren versucht wird, muß nochmals auf Besonderheiten des menschlichen Wesens aufmerksam gemacht werden, aus denen sich Krankheit herleiten kann. Sie liegen allerdings so im Grunde der Existenz, daß sie dem naiven Betrachter der Wirklichkeit sofort als unkontrollierte Voraussetzungen, ja Bedingungen seiner Betrachtung entgegentreten. Mit dieser besondere Beachtung erfordernden Form der Existenz ist das leib-seelische Wesen des Menschen in seiner Abhängigkeit vom Geist gemeint.

2. Die Erkenntnismethode muß dem Subjekt gerecht werden

Das Verhältnis der psychosomatischen Beziehung ist prinzipiell durch Erkenntnis unausschöpfbar. Alle Lösungsversuche sind nur dazu angetan, seine Hintergründigkeit zu verdeutlichen. Aber andererseits ist die in ihm gegebene Problematik so dringlich, daß immer neue Aussagen über sie gemacht werden müssen – sicherlich dort, wo sich der Mensch auf seine Existenzweise besinnt. Durch den physiko-mechanischen Denkansatz wurden keine adäquaten Aussagen zu diesem Tatbestand erreicht; auch keine über die Grundbedingung, daß der Mensch ein soziales Wesen ist und welcher Art seine sozialen Aufgaben und Möglichkeiten sind. Was geschehen ist, war immer nur eine Reduktion des Problems auf Forschung nach immer feinerer materieller Struktur oder physikalisch-chemischen Kräften. »Die wunderbare Vollendung der Naturwissenschaft in der Erkenntnis der Dinge steht in ungeheurem Kontrast zu ihrem Versagen vor dem eigentlich Menschlichen. Das Menschliche entgleitet dem physikalisch-mathematischen Denken wie das Wasser dem Sieb. Und hier haben wir die Erklärung, warum der Glaube an die Vernunft sich im Stadium eines beklagenswerten Verfalles befindet. Der Mensch kann nicht länger warten. Er verlangt, daß ihn die Wissenschaft aufklärt über die Probleme der Menschheit.«[45] Nach dreihundert Jahren Mißerfolg der Bemühungen sind Zweifel an der endlichen Lösung der Frage aus dieser Richtung erlaubt.

Zugleich muß aber erkannt werden, daß alle modernen biologischen Definitionsversuche des Menschen nicht weniger zum Schei-

[45] J. Ortega y Gasset, *Geschichte als System*, Stuttgart 1943, S. 32.

tern verdammt sind, wenn man nunmehr von ihnen – einer funktionellen Pathologie, der Genetik, der Umweltlehre usw. – eine zureichende Aussage darüber, was der Mensch sei, erwartet.

Wer also mit Anteilnahme die Entwicklung des methodischen Denkens verfolgt hat, wird erkennen müssen, daß das Wiederauftauchen des Subjekts den Naturwissenschaften eine tiefe Zäsur bringen muß. Die Erkenntnis, daß nichts in dieser menschlichen Welt geschehen kann ohne ein Subjekt, scheint mehr als banal; diese Subjektivität zu überwinden – den Schatten zu überspringen –, dazu sollten die exakten Meßmethoden verhelfen, sie, die vom Menschen erdacht, erfunden waren. Weicht man dem Widersinn nicht aus, der darin besteht, daß Objekterkenntnis ohne die Modifizierung in einem Subjekt möglich sein soll, worin sich die Sehnsucht und der Affekt menschlichen Sicherheitsstrebens ausdrücken, so bleibt kein anderer Ausweg als der, auf die Bequemlichkeit zu verzichten, »vorauszusetzen, daß das Wirkliche logisch sei«[46] und deshalb mit der Auffassungsfähigkeit des menschlichen Intellektes in einem absoluten Sinne koinzidiere.

Objekterkenntnis durch ein Subjekt: darin spiegelt sich die zwiefache Existenzweise des Menschen. Er selbst ist beides. So darf auch die psychosomatische Beziehung nicht als eine alternative Art, gleichsam ein Hinüber- und Herüberspringen vom Somatischen ins Psychische und umgekehrt, begriffen werden. Veranschaulichen läßt sich die Doppelung – bereits ein Bild – eher mit Ausdrücken wie Verflochtenheit, Durchdrungenheit. Dieses Durchdrungensein von Leben und Geist, von Geist mit Leben, der beiden mit Seele muß für jede Betrachtung des lebenden, leidenden Menschen festgehalten werden. Hier ist die eigentliche methodische Aufgabe angedeutet, welche in der Lehre von seinen Krankheiten noch zu erfüllen ist. In der Methode muß ohne Zwang das Subjekt so gut wie irgendein materiell Gegebenes aufgefangen werden können.

3. Der Anteil des Subjektes im Krankheitsgeschehen

Eine solche Methode muß sich notwendigerweise bemühen, eine bestimmte Vorstellung davon zu erlangen, was Geist ist; denn

[46] Ortega y Gasset, l. c., S. 45.

durch den Geist wird das Subjekt zu einem einmaligen, zum einzelnen. Hier, wo von der Krankheit des einzelnen gesprochen wird, wird also auch nicht vom Geist schlechthin, sondern vom Geist des einzelnen, von der geistigen Subjektivität und der subjektiven Geistigkeit zu sprechen sein. Ohne Zweifel ist bei einem solchen Unternehmen der schärfste Widerspruch der aus der naturwissenschaftlichen Schulung kommenden Denkungsweise über das, was Krankheit ist, zu erwarten. Denn in ihr geht es gerade um die Krankheit als Konstante, welche an jeweils verschiedenen Krankheitsträgern zu beobachten ist. Es ist nicht beabsichtigt, zwischen beiden Blickpunkten auf das Phänomen Krankheit eine provokatorische Antithese zu konstruieren. Vielmehr wird die Problematik aufgezeigt, die sich daraus ergibt, daß Krankheit in einem erlebenden Subjekt entdeckt wird, fortschreitet oder verschwindet; und man kann erwarten, daß ihr Auftritt nicht ohne Bedeutung für dieses Subjekt sein wird. Für die Phänomenologie der Krankheit, die spezielle Pathologie, scheint auf den ersten Blick durch die Einführung des erlebenden Subjektes gar nichts gewonnen. Es ist aber nicht zu vergessen, daß die spezielle Pathologie kein Unternehmen ist wie Geometrie oder Astronomie, sondern daß den Anstoß zu ihrer Entwicklung der leidende Mensch gegeben hat. Von größter Bedeutung wird die Beachtung des Individualschicksals jedoch bei den Krankheiten, bei denen ein Mensch krank ist, sich krank weiß, bei denen aber mittels der speziellen pathologischen Kenntnisse ein ausreichender Befund nicht erhoben, eine zureichende Therapie nicht angegeben werden kann. Zu den noch kaum in Angriff genommenen Untersuchungen gehört ferner die Klärung der Frage, in welchem Zeitpunkt, an welchem »Ort« in der Biographie eine bestimmt geartete Krankheit hervortritt. Beobachtungen haben gelehrt, daß Infektionen nicht ohne Zusammenhang mit der Struktur der Person sich abzuspielen scheinen; daß endokrine Störungen, Hautkrankheiten, die große Gruppe der Herz- und Magenkrankheiten usw. in sehr vielen Fällen nicht allein als Erscheinungen an den Organen zu verstehen sind, sondern als Krisenprozesse einer Person einen weiteren Blick und größere Wachsamkeit verlangen. Es würde deshalb eine große Unterlassungssünde für Diagnostik und Therapie bedeuten, wenn der Blick ausschließlich auf das erkrankte Organ in einer gleichsam modellhaften Vereinzelung gerichtet bliebe, ohne den Zusammenhang zu finden mit dem Ganzen, in das es eingefügt ist.

Um zu bestimmen, welche Bedeutung Geist im Hinblick auf die Krankheit zukommt, sei die gleiche Betrachtungsweise, die bei der Behandlung der Eigentümlichkeit menschlicher Freiheit nützlich war, angewandt.

Jeder, der es wissen will, weiß, was Geist ist. Wissen – Wissenschaft – intuitives Begreifen: alle diese Akte, durch die der Mensch sich vergegenwärtigt, stehen im Medium des Geistes. Es bleibt deshalb beliebig, ob man am Geist das Beseelende oder Entseelende, das aufbauende oder zerstörerische Vermögen erkennt, ob er als gestaltschöpfend oder Einheiten analytisch auflösend verstanden wird, ob er als Unterjocher oder Befreier gilt. Man hat damit nur Polaritäten am Geist unterschieden, die er mühelos umgreift. Da Geist der Begriffeschaffer ist, kann er nicht mit Begriffen erhellt werden. Die Bemühung, in der wissenschaftlichen Arbeit der Spekulation zu entgehen und der Forderung nach Anschaulichkeit, nicht logischer Klarheit zu genügen, darf nicht zu Vereinfachungen führen, die den Tatbestand korrumpieren.

Das Ziel der Erkenntnisbemühungen soll immer sichtbar markiert bleiben. So war nach einem Ausdruck zu suchen, welcher derart in knappester Form als Stich- und Losungswort dienen kann und vielleicht noch ein Memento enthält. Da die Aufgabe in der Herausarbeitung einer Phänomenologie des Geistigen in der leibseelischen Existenz des Menschen, zumal des erkrankten, besteht, kommt es nicht auf eine qualitätsanalytische, sondern auf eine merkmalbestimmende Bezeichnung an. Und hier bot sich die Möglichkeit, auf eine Signatur zurückzugreifen, die zu einem fast anonymen Schlagwort geworden ist und in ihrem Bedeutungsgehalt kaum je voll begriffen wurde. Es ist die Bezeichnung gemeint, die Linné in seiner Methodologie der Naturwesen dem Menschen gab, als er ihn *homo sapiens* nannte.

Sapientia: Man muß die Treffsicherheit, mit der aus der Fülle der Erscheinungsformen des Geistigen gerade dieses Wort aufgegriffen und in seinem Reichtum erkannt wurde, bewundern.[47] Es enthebt der Schwierigkeiten der Mitteilung, die dann auftauchen,

---

[47] Unverständlicherweise übersetzt Huizinga in seinem *Homo ludens* (Amsterdam 1942, S. 1) sapiens mit vernünftig, während nach Ausweis aller lateinischen Wörterbücher die Übersetzung: weise, einsichtsvoll, verständig, klug zu lauten hat, das Wort also ein ganz anderes Bedeutungsfeld anzeigt.

wenn versucht wird, zur Synthese, zur Koordinierung des Geistes, der Seele, des Intellektes, der Instinkte, der Triebe zu schreiten, die alle im Rahmen der menschlichen Wirklichkeit gefunden wurden.

Sapientia ist allen angeführten Begriffen schon dadurch als übergeordnet erwiesen, daß sie an Wesen entdeckt wird, deren Qualität die angeführten Kategorien umgreift; deshalb ist sie nie auf begriffliche Klarheit zu bringen. Sie stellt eine generelle Möglichkeit der Gattung dar, ist aber zugleich unablösbar von der Einmaligkeit dessen, der sie besitzt, aus dessen Haltung sie spricht, dessen Aura sie darstellt. Darum scheint es auch zu matt, Sapientia mit Weisheit zu übersetzen, weil ihr Wesen, dessen potentielle Prägekraft die menschliche Existenz zu ihrer Erfüllung hinlenkt, in dieser Übersetzung schon zu starr, zu faktisch und eigenschaftlich wiedererscheint. Denn sie ist gerade mit dem Werden aufs innigste verbunden. Durch seine Sapientia ist der Mensch in der Lage, seine Unangepaßtheit an die ihn umgebende Welt, ihre eigentliche Fremdheit, Vielfalt, Hintergründigkeit, wie sie ihm in seinem Leben fort und fort erscheinen, zu bewältigen. Sapientia ist daher nichts Abgeschlossenes, sondern das Charakteristikum der Offenheit für die Situation des Daseins. Weil der Mensch – wie dies die Morphologie zu erkennen gelehrt hat – nicht spezialisiert, nicht festgelegt, sondern auf seine schöpferische Fähigkeit, seine »Plastizität« im Bestehen des Unabsehbaren gestellt ist, mußte sein Beiwort unter den Naturwesen eines sein, das nicht eine einzelne Eigenschaft charakterisiert und zu einem Mal stempelt – wie dies bei Pflanzen und Tieren methodologisch hingehen mag (z. B. Digitalis purpurea, Geranuim rotundifolium, Gasterosteus aculeatus, usf.). Auch der Mensch hätte eine große Zahl geeigneter Merkmale geboten: die Nacktheit, den aufrechten Gang, die Orthodontie, seine Sprache – alles das, was die vergleichende Morphologie an ihm als Charakteristikum bemerkt hat. Aber Linné griff zu einem Wort, das einen Zug benennt, der im Ganzen der Erscheinung verwurzelt ist unablösbar sie durchdringt, und das jene Phänomene in sich beschließt, die den Menschen generell, nicht attributiv, kennzeichnen.

In der Sapientia ist Geist nicht vom Seelischen getrennt, sondern beide sind aufeinander bezogen, miteinander verknüpft; Instinkt und Trieb gehorchen nicht sich selbst gemäß der Einrichtung eines größeren Schöpfungsplanes, in dem das Individuum als Gattungswesen figuriert, sondern sie erfahren die entscheidende Modifikation durch seelisch-geistige Motive.

Für die Lehre von der Entstehung der menschlichen Krankheiten gewinnt man im Auffassen von Sapientia dadurch eine Leitlinie, daß sie als genetischer Faktor der menschlichen Existenz nicht so sehr eine Eigenschaft als eine Aufgabe darstellt. Sapientia als Modus der Verwirklichung des Geistes durch den Menschen heißt also nicht Konstanz in einem einmal errungenen Gleichgewicht. Geist muß in alle Möglichkeiten der Existenz eindringen – personal werden, soll das virtuelle Bild der vollendeten Sapientia erreicht werden. Und damit ist die Gefahr aufgezeigt, in die Geist immer wieder geraten muß. Er verirrt sich, verliert sich, zeitgebunden, stilgebunden, vom Ressentiment überschattet, spekulativ, paranoid, monomanisch, intellektualistisch; oder eine Vitalfunktion, wie die erwachende Geschlechtlichkeit, übermannt ihn, usurpiert seine mögliche Entfaltung, indem nicht er sie, sondern sie ihn zu durchdringen scheint. Die Pathologie des Geistes ist nicht identisch mit der Pathologie des Organismus, aber die Pathologie des Organismus erheischt immer eine Beleuchtung aus dem Blickwinkel der geistigen Struktur des Menschen, wenn sie in ihrem Sinn verstanden werden soll.

Darin besteht geradezu die Eigenart im pathologischen Geschehen menschlicher Krankheiten, daß sie die Sinnfrage zulassen können – auch wenn die Antwort oft nicht diesen Sinn gültig oder auch nur annähernd zu erschließen vermag. So treten ein Scharlach innerhalb einer Epidemie, eine bösartige Geschwulst, eine Fallsucht auf, ohne daß es gelingt – ihre Pathophysiologie mag mehr oder weniger bekannt sein –, den subjektbezogenen Sinn in ihnen zu erfassen. Krankheiten dieser Art müssen als Realitäten hingenommen werden – sie fallen dem Menschen zu als sein Los. Innerhalb dieser sinntranszendenten Welt ist es dann eine andere Realität, daß es Heilpflanzen gibt, deren Substanzen auf das Krankheitsgeschehen einwirken können. Diese Stimmigkeit wird je nach Glauben als Zeichen einer umfassenden Schöpfungsordnung oder als Ausdruck »höherer Lebensgemeinschaften« oder als Zufall zu werten sein. Zum Unterschied von dieser Gruppe der Krankheiten ist ein neurotisches Symptom prinzipiell als verständlich zu bezeichnen, wie weit es auch im Einzelfall Arzt und Kranken gelingen mag, hier in die Pathogenese einzudringen. Die Sinnfrage muß nicht kosmogonisch gestellt werden, sondern im Hinblick auf den einzelnen Menschen. Denn er hat die Krankheit aus sich heraus und zuerst für sich selbst geschaffen.

Daß es Krankheiten dieser Art gibt, machte die Notwendigkeit aus, in den vorangegangenen Kapiteln von so »unnatürlichen« Inhalten wie Freiheit und Geist zu sprechen. Daß die naturwissenschaftliche Heilkunde ihnen bisher mit voller Absicht zu entgehen versuchte, kann keinen Zwang bedeuten, ihr darin zu folgen. Auch wenn dies die Verdächtigung einer spekulativen Entgleisung einträgt. Denn es geht um die Entdeckung einer Hilfe für den Menschen, die man ihm in allen therapeutischen Triumphen schuldig blieb.

5. Selbständige Sphären sind im Menschen verknüpft. Ihre Beziehung hat okkasionellen Charakter

Bevor versucht wird zu ermessen, welche Rolle die Sapientia in der Pathogenese spielt, sei nochmals kurz beim Problem der psychosomatischen Beziehung verweilt. Es gilt abzuschätzen, wie diese sich für die Anschauung fassen läßt, wenn man den Menschen ernstlich als sapiens oder doch wenigstens zur Sapientia verpflichtet begreift.

Zuerst ist festzuhalten, daß die Relation zwischen Seelisch-Geistigem und dem Körper nicht vergleichbar ist mit der Beziehung, die bei anderen Lebewesen zwischen ihrem Leib und dem, was wir als ihre Seele auffassen, bestehen mag. An diesem Punkt kann die Tierpsychologie nie ein Wegweiser für die menschlichen Verhältnisse werden, wie dies gerade in neuerer Zeit immer wieder andeutungsweise versucht worden ist.[48] Denn wenn keine andere Feststellung am Verhalten der Tiere erlaubt ist, diese ist es: sapiens im Sinne jener Freiheit und reflexiven Geistigkeit, wie der Mensch sie besitzt, sind sie nicht. Wären sie sapiens, so müßte man an ihnen die Merkmale des Menschen wiederfinden. Der Beweisgang darf hier sehr wohl von den Merkmalen, z. B. dem Mangel angeborener Werkzeuge, der bleibenden Nacktheit etc., zu dem aus ihnen sprechenden Wesen fortschreiten, von den Funktionen zu dem, was sie ermöglichen. Denn kein Organ steht ausdrücklich für die Entwicklung der Sapientia, just das Fehlen von angepaßter Orga-

[48] Vgl. K. Lorenz, a. a. O.

nisation motiviert sie. Diese funktionelle Abgrenzung *a negativo* hebt nur die Distanz zu den eigentlichen Organleistungen mit der notwendigen Gebühr hervor, auf daß keine Verwischung der Unterschiede erfolge, wo es auf deren reinliche Trennung für die Erkenntnis gerade ankommt.

Im Gang der philosophischen Besinnung ist das heterogene Einssein der menschlichen Person immer wieder erkannt worden. Die Sphären lassen sich in ihr nicht trennen. Es ist schwer – und eine der großen Aufgaben der Tiefenpsychologie – zu erfahren, in welcher Sphäre ein Motiv angeschlagen wird und wie die anderen antworten; wo Geistiges in Materielles und wo Organisches in Seelisches hinüberspielt. Wie sie wahrgenommen werden, zeigt die Stufe der schöpferischen Freiheit des Individuums an. Deshalb hat Nicolaus von Cues den Menschen einen »deus occasionatus« genannt.

Die Aufgabe, welches das Subjekt jeder generellen Einordnung in eine Methodologie des Natürlichen entgegenstellt, darf demnach nicht psychologisch, sondern muß existentiell aufgefaßt werden. Gerade der personale Charakter, das Einzigartige des Subjektes, bleibt unerkannt, wenn nicht das Okkasionelle in ihm wahrgenommen wird. Zeugung und Tod sind die beiden Grenzbedingungen – gleichsam die »großen« Gelegenheiten des Subjektes in bezug auf seine Verwirklichung und seine Erfüllung. Zwischen ihnen liegen die ungezählten Momente eines subjektiv einmaligen – nicht nur örtlich oder zeitlich gesonderten, sondern wesensmäßig einmaligen – Daseins. Deshalb muß versucht werden, überall dort, wo über das konkrete Dasein des Menschen gedacht und aus einem solchen Wissen gehandelt wird, einen Okkasionalismus[49] als an-

---

[49] Das Wort Okkasionalismus ist der Philosophiegeschichte entnommen, wird aber hier in sehr abweichendem Sinn verwandt. Arnold Geulincx hat (um die Mitte des 17. Jahrhunderts) philosophisch in systematischer Weise mit dem Begriffe der occasio gearbeitet. Wie bei Descartes werden von ihm Leib und Seele als »verschiedene Substanzen« gefaßt. Geulincx leugnete (nach Eduard Erdmann. *Geschichte der neueren Philosophie*, Bd. I, 2. Abt., Leipzig 1836), »daß irgendein Einfluß der einen auf den anderen stattfinde, sondern behauptete, daß Gott bei Gelegenheit unseres Willens unsern Körper bewege, so wie er bei Gelegenheit einer Affektion unseres Körpers eine Vorstellung in uns hervorbringe. Das eine ist also nur gelegentlich Veranlssung des andern (daher der Name) und nicht eigentliche Ursache«. Dadurch wird natürlich der Wille des Subjektes ganz auf einen innerseelisch bleibenden Vorgang eingeengt. Deshalb heißt es auch: »Ich finde, daß ein Körper so enge mit mir verbunden ist, daß ich ihn meinen Körper nenne, von dem ich weiß, daß er nicht von mir hervorgebracht ist.

gemessene Anschauungsart des Subjektes zu entwickeln. Darin ist angedeutet, daß das entscheidende Faktum der menschlichen Existenz nicht psychisch, nicht somatisch definierbar ist, daß vielmehr die zentrale Bedingung, in der sie sich erfüllt, eben jene *occasio*, jene einmalige Gelegenheit ist, in der sich natürliche Existenzform mit der geistigen trifft. Da das Geistige ohne körperliche Bedingungen nicht in Erscheinung treten kann, bleibt die Existenz auf die »Gelegenheit« dieses Zusammentrittes angewiesen – sie ist nicht *deus* im absoluten Sinn, sondern *deus occasionatus*.

6. Es kommt auf die Kenntnis der Gelegenheiten an, die den einzelnen an seine Krankheit binden. Krankheit bedeutet Geschichte und Geschick

Dem Arzt ist jedoch mit der Herausarbeitung einer Sonderstellung des Menschen allein noch nicht gedient. Für die Praxis ist sie das Allgemeine, Selbstverständliche, die Realität. Umschlossen von

Dieser Körper ist ein Teil der sichtbaren Welt, das bin Ich selbst aber nicht, da ich jede Körperlichkeit ausschließe und mein Wesen nur in Denken und Wollen besteht. Dieser mein Körper bewegt sich nun allerdings auf verschiedene Art, je nachdem mein Wille verschieden ist. Dennoch aber bin Ich es nicht, der diese Bewegungen hervorbringt, denn ich weiß nicht, wie diese Bewegungen hervorgebracht werden, und es versteht sich von selbst, daß ich das nicht thue, wovon ich nicht weiß, wie es geschieht. Ich weiß nicht, wie und durch welche Nerven eine Bewegung vom Gehirn zu den Gliedern kommt, und wenn ich es auch etwa aus der Anatomie wüßte, so habe ich diese Erkenntnis später erhalten, als ich verstand meine Glieder zu gebrauchen. Andrerseits bleibt meine Erkenntnis und also mein ganzes Verhältnis zur Bewegung ganz dieselbe, wenn etwa mein Arm gelähmt wird, aber wenn ich ihn dann bewegen will, d. h. eben so viel als früher zur Bewegung beitrage, so bewegt er sich doch nicht. [. . .] Es ist darum ein Andrer als ich, welcher meiner Tätigkeit die Kraft gibt, aus mir herauszutreten, oder richtiger gesagt, sie tritt nie aus mir heraus, sondern Gott hat auf eine ganz unbegreifliche Weise gewisse Bewegungen der Körper mit meinem Willen verbunden, so daß sie diesen begleiten, und daher kommt es, daß wir glauben, unser Wille könne sich äußern. Ich bin also nichts weiter als ein Betrachter dieser ganzen Maschine, der nichts in ihr hervorbringt. Alles ist das Werk eines Andern, als ich bin« (l. c.). In völliger Einflußlosigkeit erlebt das Subjekt, gefangengehalten in seiner Vorstellung, die Taten Gottes; die Ethik gipfelt darin zu wollen, denn nur dies kann billigerweise Gott vom Subjekt erwarten. Es ist »kein kleineres Wunder, wenn beim Aussprechenwollen des Wortes Erde meine Zunge erzittert, als wenn beim Aussprechen desselben die Erde selbst erzitterte. Der einzige Unterschied ist, daß Gott jenes will, dieses aber nicht.« Die Verbindung von Wille und Bewegung wird durch einen wunderbaren Zufall bewirkt, zwischen beiden besteht aber kein Kausalitätsverhältnis, der eine geschieht nur bei Gelegenheit der anderen. Man sieht – und deshalb wurde so ausihr, von der Innenseite ihres Raumes her drängen sich ganz andere Fragen auf. Dort findet der Arzt z. B. sehr charakteristisch umrissene, sich wiederholende Krankheiten vor, deren Existenz durch stereotype Merkmale bei den verschiedenen Krankheitsträgern erkennbar wird. Einer der Grundansprüche, denen der geschulte Arzt zu genügen hat, besteht darin, daß er Analogien gegenwärtig hat, wenn er untersucht und Befunde erhebt. Auf der anderen Seite wird gefordert (der Skeptiker wird vielleicht sagen: ex cathedra), er dürfe nicht übersehen, daß der Mensch keine Konstante bedeutet; daß er gerade dadurch von anderen Gegebenheiten sich grundsätzlich unterscheidet, daß die Beziehung zwischen seinem Leib und seiner Psyche in einer relativen, d. h. okkasionellen Freiheit stattfindet. »Während bei anderen Begriffen die Allgemeinheit darin besteht, daß wir bei der Anwendung auf einen Einzelfall immer dasselbe denken müssen wie bei der Anwendung auf einen anderen, so lädt uns die Allgemeinheit des okkasionellen Begriffs im Gegenteil ein, bei seiner Anwendung nicht dasselbe zu denken. Das höchste Beispiel ist gerade der Begriff Leben in der Bedeutung

führlich referiert – Geulincx schlägt den einen Weg ein, der von der Prämisse eines leib-seelischen Dualismus aus gangbar ist. Die Welt wird rätselvoll, und es ist weniger eine philosophische und zwingende als eine theologische und fromme Deduktion, durch die Gottes Allmacht ausgelegt wird. Alle unmittelbare Wirklichkeit liegt allein im erkennenden und wollenden Ich. Ihm ist aber jede Aktualität genommen. Diese steht ganz allein bei Gott, der aus einer transzendenten Absicht Willen und Ereignis »wie zwei gleichgehende Uhren« aufeinander abstimmt. (Dieses Bild taucht auch bei Leibniz in der »zweiten Erläuterung zum Neuen System« auf, es ist ein Lieblingsvergleich einer ganzen Epoche.) Der Okkasionalismus hat nur in sehr modifizierter Weise Einfluß auf Leben und Bewußtsein der Zeit seines Schöpfers und auf spätere Entwicklungen gewinnen könnten. Sie waren ganz durch den anderen Weg bestimmt, der sich aus der Dualismuslehre Descartes' ableitete und der in den Naturwissenschaften zu einem ungeheuren Vorsprung materieller Inhalte vor dem psychischen führte. Aber auch hier hat man den Versuch unternommen, eine Brücke zu schlagen durch die Annahme eines psychophysischen Parallelismus, der allerdings sehr vereinfachend im Sinne einer ursächlichen Bestimmung der psychischen Vorgänge durch »gewisse Gehirnprozesse« verstanden wurde. Im Uhrenbild gesprochen, wurde nur der einen Seite, nämlich der Materie, ein Werk zugesprochen, auf der anderen Seite drehte sich lediglich der Zeiger übereinstimmend. Vor die Prämisse zurückzugehen, die gewaltsame Trennung zu überwinden, ist ein zentrales Programm der Gegenwart. Ein Okkasionalismus, der nicht aus der anfänglichen und vollkommenen Geschiedenheit der Seinsbereiche denknotwendig wird, sondern umgekehrt aus der innigen Verwobenheit, ihrem Ineinander – gerade die Verbundenheit als die Gelegenheit, Chance begreifend –, ein derartiger Okkasionalismus wäre bei der Beschäftigung mit den in der Gegenwart aufgegebenen Problemen der Naturwissenschaft, insbesondere aber der Psychotherapie, ein brauchbarer Vorstellungsmodus.

menschliches Leben. Seine Bedeutung qua Bedeutung ist natürlich identisch, aber was es bedeutet, ist nicht nur etwas Singuläres, sondern etwas Einzigartiges – das Leben ist je das meine.«[50]

Wie vorher zu zeigen versucht wurde, kann man dem Widersprüchlichen dieser Forderungen nicht dadurch entgehen, daß man die beiden Formen der Anschauung als bloße Standpunkte bezeichnet. Wer die Aufopferung und die Mühe überschaut, die in der Entwicklung der naturwissenschaftlichen Forschungsmethoden im Lauf der letzten Jahrhunderte verwandt worden sind, wird nicht annehmen können, daß sie nur erfolgte, um einen möglichen Standpunkt zu vertreten, sondern weil man von diesem Standpunkt aus einen entscheidenden Aufschluß über die Beschaffenheit der Dinge erwartete.

Es sind zwar Standpunkte, von denen aus Krankheit wahrgenommen wird, in der naturwissenschaftlichen Heilkunde wie in der Psychotherapie; es wird aber doch die Krankheit im einen und im anderen Fall so verschieden aufgefaßt, daß der Krankheitsbegriff der beiden Heilweisen sich in vielen Hinsichten nicht deckt. Insofern tritt die Methode der tiefenpsychologischen Forschung nicht neben die naturwissenschaftliche, sondern, zeitlich betrachtet, hinter diese, erhebt sich auf dem Gebäude ihrer Erkenntnisse, sozusagen aus ihrer Atmosphäre als einer selbstverständlichen Umweltgegebenheit – verfolgt aber eigene Gedanken.

Der zentralste dieser Gedanken ist, daß es der Tiefenpsychologie nicht so sehr auf die Ähnlichkeit der Krankheitszeichen, auf das Typische eines Krankheitsbildes ankommt, als auf den einzelnen in seiner Krankheit.

In jeder Wissenschaft wird um »Objektivität« gerungen. In der naturwissenschaftlichen Medizin besteht diese in der Relativierung auf Maß und Zahl; in der psychotherapeutischen Medizin in der Tatsache, daß Subjektives in der Kommunikation mit einem anderen Subjekt objektiv wird.

Die Schulmedizin hat es deshalb konstant mit Zufällen zu tun – beginnend mit den »Unfällen«, endend bei den Tatsachen einer zufälligen Chromosomenpaarung, zufälligen Infektionen, dem Zufall, daß dieser Mensch diese, ein anderer jene Krankheit bekommt. Wenn auch eine Körperreaktion sinnvolle, zweckmäßige Antwort auf einen Reiz, eine Noxe darstellt, zugrunde liegt – einen

[50] J. Ortega y Gasset, *Die Krise der Vernunft*, in: *Europäische Revue* 1942, S. 142.

Schritt zurück – dann ein anderer Zufall, der das biologische Gleichgewicht gestört hat.

In der Psychotherapie erfährt man durch die Schilderung des Kranken ebenfalls von Zufällen; aber gerade dort, wo sie auftreten, hebt das Fragen an, warum ein Organ zu einem bestimmten Zeitpunkt versagte, warum der Organismus der Infektion eine Eintrittspforte öffnete, warum der »Unfall« – als Prototyp des Zufälligen – überhaupt sich ereignete. Nun interessiert nicht der Vorgang, den die Krankheit darstellt, worauf sich das theoretische wie diagnostische Interesse der naturwissenschaftlichen Medizin ausschließlich konzentriert hat. Es tritt daneben die Krankheit in ihrer geschichtlichen Bedeutung in Erscheinung: ihr Ort und ihre Art und Weise im Prozeß eines Lebens.

7. Der Kranke erwartet, daß seine Krankheit als Geschichte verstanden wird

Durch diese Betrachtungsweise gleichen sich auch die weit voneinander geschiedenen Blickpunkte auf Krankheit, wie ihn Arzt und Kranker haben, jedenfalls im Niveau aus. Schulung und Praxis haben den Arzt dazu erzogen, Krankheiten in gegenständlicher Weise aufzufassen. Für den Kranken liegen aber primär keine Regulationsstörungen, sondern Mißbehagen, keine Entzündung oder Destruktion, sondern Schmerz oder Lähmung vor. Und zwar schmerzt ihn sein Kopf, ist seine Hand gelähmt. Beachtet der Arzt die Eigenart der Klagen oder Mitteilungen ebenso wie die Besonderheiten des Befundes, dann hat er sich den Weg offengehalten, auf dem ihm die Krankheit als das sichtbar wird, was sie zuallererst für jeden Kranken ist: eine Art seines Selbsterlebnisses. Eine Anekdote kann verdeutlichen, daß es sich bei den Weisen, die Krankheit zu betrachten, wie sie die Klinik pflegt, und wie sie der Psychotherapeut sich zu erarbeiten sucht, nicht um Stilvariationen oder kontinuierliche Stilentwicklung handelt, sondern um entschiedene Stiländerung. Ein so bedeutender Kliniker wie Bernhard Naunyn »lachte eine Kranke« aus, als sie behauptete, durch einen häuslichen Ärger wieder ihre Gallenkolik bekommen zu haben, sie hatte ja Steine in ihrer Gallenblase und damit war für den Arzt um 1900 das Kausalitätsbedürfnis befriedigt«[51] – eben nicht allein das

[51] v. Bergmann, l. c. S. 41.

Kausalitätsbedürfnis – was kein so großer Vorwurf wäre –, sondern das Bedürfnis der Interpretation von Krankheit überhaupt. Spricht man von Pathologie im eigentlichen Wortsinn als einer Leidenslehre, dann betreibt Naunyn keine Pathologie, sondern höchstens Nosologie, Krankheitslehre. Für sie genügt es, abnorme Organzuständlichkeiten zu fassen; eine Leidenslehre muß immer ein leidendes Subjekt mitmeinen, weil Leiden ohne ein erlebendes Subjekt undenkbar ist.

Der Weg von der Nosologie zu einer essentiellen Pathologie und Pathogenese bringt für den Arzt auch *in praxi* eine Umkehr seines Verhaltens. Hat er in seiner naturwissenschaftlichen Schule gelernt, Befunde zu suchen und auf ihnen diagnostisch und therapeutisch aufzubauen, so wird er jetzt unvergleichlich mehr Zeit opfern müssen, um zu einer subtilen Kenntnis der Beschwerden seiner Kranken zu kommen. Die Befunderhebung bleibt immer von der größten differentialdiagnostischen Bedeutung; der Arzt kann jedoch nicht auf sie allein seine Entscheidungen gründen. Er tut gut daran, in seiner Beziehung zu den Kranken sich so lange wie möglich passiv zu verhalten, zu schweigen, zu schauen, zu hören. Ludolf v. Krehl hat diese notwendige Zurückhaltung in dem treffenden Vergleich mit der Nachtigall ausgedrückt, die sogleich verstummt, wenn man in ihrer Nähe selbst anfängt zu singen.[52] Enthält sich der Arzt abwartend der Handlung, beobachtet er, welches Geschehen der Kranke für sein Leiden verantwortlich macht und welchem er keine Bedeutung beimißt, welchen Sinn er in der Krankheit erblickt, dann löst er sich allmählich von einer spezialistischen Auffassung der Krankheit. Die Anteilnahme an den Wesenszügen seiner Kranken, die sie ihn im Zusammenhang mit ihrer Beschwerdeschilderung einsehen lassen – und die er nun gewiß nicht mehr belächelnd ignorieren wird –, bringen ihn unversehens davon ab, Krankheiten im Sinne »eines Falles von . . .« oder – im oben erläuterten Sinn – gegenständlich zu fassen.

Was der Arzt miterlebt, worein er sich einzufühlen lernt, ist die ebenso selbstverständliche wie schwer zu bewältigende Tatsache, daß in der Krankheit ein Mensch sich selbst in einer Ausnahmesituation begegnet, leidet, sich ängstet, fragt, hofft. Einer der Hauptgründe der tiefen Krise im Vertrauensverhältnis zwischen Krankem und Arzt beruht sicher darauf, daß dieses Verhältnis mit der Hochhaltung der Subjektivität steht und fällt. Sie aber ist in der

52 Zitiert nach V. v. Weizsäcker, *Ärztliche Fragen*, Leipzig 1933, S. 48.

Beziehung Arzt – Kranker, wie sie historisch geworden ist, immer mehr in den Hintergrund getreten oder ganz aus dem Blickfeld verschwunden. Wo die Objektivität, die natürlich jedes verläßliche zwischenmenschliche Verhältnis trägt, darin besteht, daß der Kranke »sächlich« wird, zum Fall einer Krankheit, dort wird sich die eigentümliche Bindung zwischen ihm und dem Arzt auflösen; denn das Bezugsverhältnis lautet dann Arzt – Krankheit statt Arzt – Kranker.

Die Begrenzung des ärztlichen Leistungswillens auf den körperlichen Anteil der menschlichen Existenz, die Behandlung des Kranken unter den Gesichtspunkten des Materials, der Kasuistik, distanzierte den Arzt vom Patienten. Dieser sah darum in ihm nicht mehr den Heilenden, sondern den Techniker der körperlichen Reparatur, bestenfalls einen Erfinder.

8. Das Typische und das Einmalige müssen in der Krankheit zur Anschauung gebracht werden. Ihr Verhältnis zueinander bestimmt die Methoden der Heilung

Bis zur Stunde haben die Fragen des in der Krankheit sich vollziehenden Selbsterlebnisses in der klinischen Medizin lediglich die Rolle recht belangloser Fakten zweiten Ranges gespielt, denen wirklicher Erkenntniswert nicht zugesprochen wurde. Die Anamnese wird zwar mit Sorgfalt erhoben; jedoch nicht um damit über die Person als eine einmalige Erscheinung Aufschluß zu gewinnen, sondern um aus ihren Erlebnissen und aus der verwirrenden Vielfalt der Symptomkombinationen das Typische einer Krankheit herauslösen zu können. Nicht so sehr die prinzipielle Eigenart als das Wiederkehrende und Gleichartige interessiert. Kein Zweifel, daß diese anamnestische Bemühung immer sinnvoll bleiben wird. Für eine Reihe von Krankheiten hat sie jedoch keinen genügenden Hinweis bringen können und deshalb nur zu der negativen Feststellung geführt, daß keine charakteristischen organischen Veränderungen aus den Beschwerden sprächen. Die Neurosen, Hysterien, Phobien, Süchte blieben daher in ihrer Eigenart prinzipiell unzugänglich. Gegen ihre Symptomatologie gab es, da man keinen Befund erheben konnte – schon vom Ansatz her – auch keine spezifische Therapie.

Die Entwicklung der Tiefenpsychologie fällt mit der Erkenntnis zusammen, daß sich in diesen soeben genannten Krankheiten zunächst nicht die Störung im Organgefüge als vielmehr ein gestörtes Verhältnis der Person zu sich selbst widerspiegelt. Um es zusammenfassend zu wiederholen: Krankheit ist sowohl ein aktuelles Geschehen als auch ein Faktor der Geschichte der Person. Es gibt geschichtliche Daten, durch welche die fixen Endpunkte einer biographischen Linie markiert werden; es gibt aber auch solche, an denen sich die Führung der Lebenslinie entscheidet. Deshalb macht es einen Unterschied, ob über die Stellung einer zerebralen Sklerose, eines Karzinoms nachzudenken ist, oder ob die Dramatik einer Hysterie, die Monotonie eines Zwangs oder einer Sucht erforscht werden sollen, die entstanden sind, obwohl von außen keine vitale Bedrohung zu bestehen schien.

Es wird nun, nachdem das Grundsätzlichste über die Struktureigentümlichkeiten der menschlichen Existenz angedeutet wurde, zu zeigen sein, welche aktiven Funktionen Krankheiten im Leben eines Menschen übernehmen können. Sie sind nicht nur Zufälle (oder müssen es wenigstens nicht sein und dürfen nicht allein als solche verstanden werden), die hemmend, störend in den Lebenslauf eingreifen. Sie stellen sich vielmehr als Ereignisse dar, an denen sich die Sinnfrage eines Lebens entzündet. Wenn der Mensch nicht statistisches Zufallsergebnis ist, sein Schicksal tatsächlich in seinen Händen ruht, dann muß Krankheit nicht planloser Zwischenfall sein, dann ist es denkbar, daß sie ein Akt der Lebensgestaltung ist, in dem Strebungen, Eigentümlichkeiten sichtbar werden, die überhört, vergessen worden sind und die sich nun mit Macht melden und den Kampf gegen das von ihnen losgelöste bewußte Erleben aufnehmen. Die Existenz so begriffener Krankheiten weist auf einen okkasionellen Akt hin, der zur bewußten Anschauung gebracht werden muß.

Werden solche Voraussetzungen in der ärztlichen Praxis beachtet, dann wird nicht nur der Begriff der Krankheit, sondern ebenso der ihrer Heilung grundsätzlich different von der herkömmlichen Auffassung verstanden. Für den Chirurgen z. B. scheint die geforderte Unterscheidung nichts abzuwerfen; sein Mittel der Heilung, die Operation, ist bedingt durch eine objektive Technik. Er kann ein Ulcus ventriculi durch Entfernung des erkrankten Magenteiles zum Verschwinden bringen. Aber es wäre naiv zu glauben, daß damit der Ulcusträger geheilt ist. Wenn dem so wäre, dann würde die Krankheit zu einem rein akzidentellen, zufälligen Ereignis erklärt. Aber in der Situation des Operierens wird nur ein augenblicklicher materieller Zustand erfaßt, in dem sich ein Kranker befindet; die dahinterliegende Schicht, die historische Bedeutung seiner Krankheit im Ganzen seines Lebenszusammenhangs, bleibt gänzlich dunkel. Noch niemand hat untersucht, wie oft dies belanglos ist und wie oft das Verweilen im materiellen Vordergrund zu verhängnisvollen Trugschlüssen führt. Denn, vergleichsweise gesprochen, ein Krieg muß nicht enden, wenn einer der Kriegführenden von einem Schlachtfeld alle gegnerischen Kräfte vertrieben hat; er geht dann eben an anderem Ort weiter. Dem Psychotherapeuten ist es wohl von Wichtigkeit, daß gekämpft wird – aus diesem Grunde kommt der Kranke zum Arzt –, er will aber nun wissen, warum gekämpft wird, denn von dieser Erkenntnis erwartet er eine wahrhaft erlösende Wirkung.

VII. Die Beziehung von Freiheit und Unfreiheit in der Neurose

1. Keine scharfe Trennung zwischen organischen und psychischen Erkrankungen

Im Fortgang der Darstellung wurde es bisher unterlassen, scharf zwischen organischen und psychischen Erkrankungen zu trennen. Die Bemühung richtete sich darauf, Krankheit überhaupt mit der Sonderstellung des Menschen zu verknüpfen. Die Verwischung der geläufig gemachten Unterscheidung hatte heuristische Bedeutung. Zu viele der Organkrankheiten haben unter einer Betrachtungsweise, die bei einer diagnostischen Typologie nicht haltmachen wollte, den überraschendsten Hintergrund in biographischen Ereignissen erhalten.

Wenn die Beobachtung lehrte, daß ein klassisches hysterisches Symptom nicht weniger als ein Unfall, eine Thyreotoxikose, eine Magersucht, eine Schlaflosigkeit bezeichenbare Motive im Biographischen besitzen, dann verwischen sich zwar, vom Symptom her betrachtet, nicht die Grenzen zwischen Krankheiten, welche mit faßbaren Organveränderungen einhergehen, und solchen, bei denen derartige Veränderungen nicht nachzuweisen und auch gar nicht zu erwarten sind; aber in beiden Fällen gewinnt – sowohl für die Erkenntnis der Pathogenese als auch für die Therapie – die Weise, in der eine Krankheit mit der Lebensentwicklung des Menschen verknüpft ist, äußerste Bedeutung.

Vorerst muß jedoch die Betrachtung der im üblichen medizinischen Sprachgebrauch als »psychogene Krankheiten« bezeichneten Bilder genügen. An diesem begrenzten Ausschnitt muß der erste praktische Ertrag ermessen werden, den die Erarbeitung von Grundtatsachen für die Anthropologie gebracht hat. Daß diese in den Krankheiten überhaupt enthalten sind, bleibt weiter die Arbeitshypothese. Sie zu belegen, ist die Hauptaufgabe beim gegenwärtigen Stand tiefenpsychologischer Forschung.

Krankheit beim Menschen verlangt nach einer Erkenntnis, welche mehr umfaßt als nur das krankhafte Geschehen selbst; sie verlangt auch nach mehr als der Klärung, wie dieses pathologische Ereignis mit den biologischen Vorgängen eines Organismus im ganzen interferiert. Krankheit beim Menschen verlangt nach der

Erkenntnis des Menschen. Diese Forderung stützt sich auf die Auffassung, daß die Krankheit bei ihm über die Tatsache ihrer Gegebenheit in einer gesetzlich geordneten Welt hinaus einen einmaligen Wert besitzt, für ihn als Einzelwesen. Bei Pflanzen und Tieren wird »Krankheit« vielleicht nur in anthropomorpher Weise konstatiert, denn bei ihnen besteht sie nur in dem erstgenannten Sinn als Ereignis einer Ordnung, in die sie, je nach dem Geschmack des Betrachters, kausalistisch oder teleologisch, aber jedenfalls ohne Freiheit, ohne Spielraum eingefügt sind. Krankheit vollzieht sich an ihnen wie Brunst, Wechsel von Winter- und Sommerkleid, Winterschlaf, nur gleichsam mit einem negativen Vorzeichen, als Begrenzung der Vitalspanne des Individuums oder der Art.

Krankheit im Menschen ist Ausdruck seiner Weise, zu sein. Dies ist überall in der somatischen Existenz zu erkennen. Das artspezifische Beieinander von Sinneswerkzeugen und Aufnahmeorganen, von Augen, Ohren, Nase und Mund wird durchdrungen, geformt, indem es einer neuen Aufgabe gerecht wird – Ausdruck der Person zu werden, durchlässig für eine meta-physische Struktur, die hier hindurchzutönen (personare) begann.[53]

Vom Standpunkt menschlicher Verhaltensweise ist es also sicher nicht ungewöhnlich, daß sich geistig-seelische Impulse in organischen Vorgängen fortsetzen. Geste und Gebärde, das Mimische sind eine legitime Art des geistigen Ausdrucks im Körper.

Was macht einen ausdrückenden Vorgang zu einem krankhaften? Man wundert sich nicht, wenn ein beglückter Mensch »aufblüht«, und nennt es nicht krankhaft, wenn ein trauernder sich »verzehrt«. Beim ersten ist die Haltung gespannt, die Durchblutung kräftig, die Motorik elastisch drängend, beim Trauernden verlaufen die

---

[53] Die Ableitung des Wortes *persona* von *personare* hat als Sinndeutung zu gelten. Die ethymologischen Forschungen haben es wahrscheinlich gemacht, daß das Wort, dessen Bedeutung im Lateinischen ursprünglich »Maske« ist, dem Etruskischen entstammt und mit dem Griechischen πρόσωπον verwandt ist. Die Ableitung von *personare* war schon in der Antike gebräuchlich. Jedoch ist auch der ursprüngliche Wortsinn Maske und sein Bedeutungswandel zu Person sehr aufschlußreich. Wie H. Rheinfelder (*Das Wort »Persona«*, Halle 1928) zeigen konnte, verwendet schon Cicero persona im Sinn der Person, »wie sie dem Bürger erscheint«. Es muß doch als sehr auffällig bezeichnet werden, daß das gleiche Wort ursprünglich mit dem Modus der Verstellung verbunden war und dann als Bezeichnung für das wesentliche und besondere des Menschen verwandt wurde. Verbindet man beide Wortbedeutungen, so ergibt sich ein Hinweis auf die zwiefache Täuschungsmöglichkeit durch die *persona*. Sie ist Maske vor den anderen, aber diese Maske kann auch im Spiel der Selbstbegegnung ernst genommen werden und dann das Selbst vor dem Ich verborgen halten.

wenigen Bewegungen schwunglos, der Körper verharrt in einer erlahmten Schlaffheit. Derartige Varianten der Mimik des Organismus gehören zur Spielbreite des normalen Lebens.

Um anschaulich zu machen, wann die Ausdrucksgebärde den Charakter der Legitimität verliert, sei nun, einer Anregung der Klagesschen Ausdruckskunde folgend, zwischen mimisch (oder ausdrückend) und pantomimisch (oder darstellend) unterschieden. Während die Mimik dem Gehalt, den sie vermittelt, adäquat ist, wird er in der Pantomime nur dargestellt, als sei er gegeben. Pantomime ist also Nachahmung, Nachfahren der Gebärde. Was wird nachgeahmt? Die Konversion eines seelisch-geistigen Inhaltes (eines Gefühls, einer Vorstellung) in einen körperlichen Vorgang, z. B. eine Geste, das Herzklopfen der Aufregung, das Erröten der Scham, die Beschleunigung der Darmbewegung in der Angst, ihre Lahmlegung in der Depression, diese und unzählige andere Möglichkeiten des Ausdrucks sind in der Mimik vorgegeben. Es muß nun nicht so sein, daß dort, wo die mimische Gebärde pantomimisch mißbraucht wird, etwa kein Gefühl, keine Vorstellung vorliegen, daß diese nur vorgetäuscht werden. Sicher gibt es das, aber auch in diesem Fall ist die Hysterie von einem einfachen Täuschungsversuch zu unterscheiden, denn der Mensch vermag z. B. kaum willkürlich zu erröten, seinen Puls zu beschleunigen.

Die Pantomime kommt meist auf anderem Wege zustande, und zwar durch ein gestörtes Verhältnis zwischen Bewußtsein und Unbewußtem. Dort, wo vom Bewußtsein eine Angst, ein Affekt abgelehnt oder für unwürdig gehalten werden, wo aber das Unbewußte – häufig nicht nur in einer tieferen, sondern auch in einer tiefsinnigeren Erkenntnis des Tatbestandes – in der Anschauung jener Situation verharrt, die den Affekt erregt, geschieht es dann, daß ein Lokalzeichen der Erregung unverständlich stehen bleibt. Damit ist gewiß nur *ein* möglicher Weg der Symptombildung aufgezeigt, zugleich aber auch die Grenze des Vergleichs mit Mimik und Pantomimik. Denn es ist doch nicht so, daß faktisch keine Angst, keine Liebe, kein Haß empfunden werden; die Gefühlsinhalte, Vorstellungen, Erregungen sind vielmehr nur durch ein dichtes Medium – die Verdrängungsarbeit – von ihrem gestischen Ausdruck getrennt, so daß dieser für den Betrachter, nicht zuletzt für den Kranken selbst als Betrachter, den Charakter des Pantomimischen annimmt, dessen Sinn zunächst unverständlich ist, um dann sekundär mit einem anderen Vorstellungsgehalt verbunden zu werden.

Nun zeigt sich, daß der Vergleich mit der Pantomime auch noch in einem anderen Sinne zutreffend ist. Denn im psychogenen Symptom wird imitiert, weil offenbar das Motiv, welches dargestellt wird, dieser seiner Darstellungsart nicht angemessen ist. Es wird aber nicht nur ein geistiger Inhalt außerhalb seiner selbst dargestellt, sondern zu gleicher Zeit auch der Anspruch erhoben (oder die Zuflucht darin gesucht), daß es sich gar nicht um seelische Ereignisse, sondern um ein genuines Körpergeschehen handelt. Um dieser Behauptung mehr Gewicht zu verleihen, wird die Gestik um so nachdrücklicher gestaltet; es wird, mit anderen Worten, übertrieben, »gemimt«.

Die Chiffrierung des geistigen Inhalts im Körpergeschehen ist für das Bewußtsein der Schutzmechanismus, um die unbewußt erlebte Situation nicht annehmen zu müssen, für das Unbewußte die Chance, sich bemerkbar zu machen, wobei sich der Ausdruck gegenüber dem normalen Zusammenspiel vergröbert, plumper wird. Ein Zustand innigster psychosomatischer Verflochtenheit wird in der Beziehung von Gebärdensprache und psychoneurotischem Symptom sichtbar.

3. Das Symptom hat den Zusammenhang mit seinem Motiv verloren. Unbewußtes Vergessen, Konversion und Niveauverlust

»Funktionelles« Kranksein bedeutet dann ein Kranksein aus menschlicher Wurzel, das sich aber in seinem Ausdruck in die Objektivität der Welt verliert. Ist einmal ein körperliches Symptombild, eine Lähmung, eine Störung der vegetativen Funktionen entstanden, dann ist auch immer zugleich das Motiv, welches alle diese Phänomene erzeugte, vergessen. Wodurch angezeigt wird, daß der Vorgang in der Therapie im Durchschauen des Zusammenhangs zu bestehen hat. Die therapeutische Schwierigkeit, die unleugbar ist, beweist, daß die reflexive und geistige Struktur des Menschen sehr starken Widerständen in ihm selbst unterworfen sein muß. Der nächste und breiteste Ausweg, der sich auftut, wo das Durchschauen Ent-täuschung mit sich bringt und also »Verdrängung« nahelegt, ist der Weg, welcher aus der geistigen Arbeit

– als der angemessensten Sphäre des Selbsterlebnisses – fort und in somatische Prozesse hineinführt. Der eigene Körper ist für das Individuum zugleich ein Stück der Objektwelt, und für sie gelten anonyme Gesetzentwürfe; unter ihnen findet sich auch Krankheit als ein »natürlicher« Vorgang, der jeder menschlichen Deutung zu spotten scheint.

»Neurotische Symptome sind von ihrem sinnvollen Ursprung abgerissene Erscheinungen.«[54] Weil sie die Beziehung zu der sie speisenden Seelenregung verloren haben, werden sie als Ausdrucksmittel scheinbar beziehungslos, gleichsam zu einer pantomimischen Geste. Wer ihren Ursprung nicht kennt, wird sie für Zuständlichkeiten, die aus dem Körperlichen stammen, halten. Aber der Hysteriker – das hat man aus Selbstmitteilungen in der Psychotherapie entnehmen können – behält im Erleben seines Symptoms einen unbehaglichen Rest, in dem er das Kulissenhafte des Vorgangs spürt. Sehr häufig versucht er deshalb, willkürlich die Drastik des Symptoms zu verstärken, gerade um sich selbst den Eindruck des »Theaters« zu verdecken. Der Süchtige, der Zwangsneurotiker – für dessen Krankheitsgeschehen der Vergleich mit der Pantomime weniger zutreffend ist – ahnt, daß die Handlung, die er vollzieht, den Genuß, den er sich verschafft, nicht aus ihrer eigenen Aktualität existieren, sondern eine andere Handlung ersetzen, ein geheimes Unbehagen zu kompensieren trachten. Je weiter man in der Symptomenreihe auf das Gebiet jener Krankheitszeichen kommt, die unzweifelhaft für ein pathologisches Organgeschehen sprechen, desto unverständlicher wird dem Kranken der eigentliche Charakter seines Leidens, desto weniger drängen sich die pantomimischen Züge für den Betrachter vor; obwohl auch bei manchem Magenleidenden mit Geschwür, bei mancher Tuberkulose die Schicht, unter der ein mit verzweifelter Anstrengung niedergehaltener Konflikt verborgen wird, sehr dünn ist.

Neurotische Symptome sind aber noch mehr als nur losgerissene, selbständig erscheinende Stereotypien des Ausdrückens, der Geste. Dadurch, daß sie als körperliche Symptome auftreten, bedeutungsfreies pures Organgeschehen sein wollen, verraten sie einen überaus folgenschweren Niveauverlust des erkrankten Menschen. Ohne Zweifel kann dieses Absinken des Niveaus auch eine heilsame Korrektur bedeuten, nämlich dann, wenn die Lebensform in ihren Ansprüchen vor der Erkrankung überspannt war. Man hat

54 V. v. Weizsäcker, *Ärztliche Fragen* 1935, S. 34.

deshalb mit Recht von einer »gesunden Verdrängung« gesprochen. Viele akute, in der Form eines Zusammenbruchs auftretende und lytisch verklingende Krankheiten dienen einer derartigen unbewußten Ich-Korrektur. Die Fieberkurve erlaubt hier geradezu eine direkte Beobachtung des kathartischen (entspannenden) Vorganges. Gerade solche vom Bewußtsein immer als peinlich empfundenen Zwischenspiele können eine ausreichende Distanz für die Erkenntnis der Lage ergeben; sie sind ein wirkungsvolles Mittel der Selbstanalyse. Aber ebensooft ist der Erfolg befristet.

Anders im Falle der Neurosen. Ein Intermezzo genügt hier nicht zur Schlichtung der Spannungen. Hier wird Aktivität, nachdem einmal ein Symptom aufgetreten ist, nicht wieder voll zurückgewonnen, vielmehr hebt ein chronisches Geschehen an. Man kann sagen, der Hysteriker, der Süchtige, jeder Neurotiker ist deshalb »krank«, weil es ihm nicht gelang, einen Konflikt auf der ihm gebührenden Ebene zu halten. Er wurde krank, weil er die Spannung, vielleicht die Aussichtslosigkeit oder eine Gegenwart, die diesen Charakter des Aussichtslosen zu tragen schien, nicht zu ertragen vermochte. So erlag er der Versuchung, den Konflikt im Körperlichen auszutragen. Wobei dieses Vertauschen der Ebenen nie endgültig werden kann. Um das Unerlaubte der Konversion von Seelisch-Geistigem in Körperliches zu verdecken, wird das Symptom immer aufs neue wiederholt und damit nacherlebt. Das Bewußtsein muß sich seine Wahrnehmung immer aufs neue bekräftigen, um daraus das Gefühl, zu Recht krank zu sein, abzuleiten. Dies macht den zwanghaften Einschlag in jeder Neuroseform aus. Es ist sehr prägnant, wenn man das, was den Neurosen zugrunde liegt, von der Funktion her gesehen, als »Konversion« bezeichnet. Den Anlaß zu ihr gibt wohl immer der drohende Ausgang eines Konfliktes, welcher das »Selbst« eines Menschen in einem Licht erscheinen läßt, das seiner Selbsteinschätzung unerträglich ist. Und er versucht deshalb, gerade dieses Leiden zu vermeiden, indem er Schmerz und Unzulänglichkeit des Körpers, die er unverschuldet zu ertragen wähnt, auf sich nimmt. Sollte es nicht gelingen, das Zurückbleiben des heimlich – sicherlich aber im Unbewußten – wahrgenommenen Selbstbildnisses hinter den Entwürfen seiner Phantasie, den Forderungen seines Gewissens, durch den Eintritt einer schicksalhaft verhängten Krankheit zu entschuldigen? Dann ist mit einemmal die Verantwortung von allen Instanzen der Person abgewälzt und dem anonymen Schicksal zugeschoben. Das »Ich« ist entlastet, aber es hat seine Entlastung nur »arrangiert« (Alfred Adler).

4. Krankheit als Ersatzfunktion

Daß es überhaupt möglich wird, Körper zu erleben, wo Geist im Spiele ist, hat seinen Grund in der psychophysischen Relation. Aber die Neurose stellt doch hier einen Grenzfall dar, denn es ist kein Zweifel daran möglich, daß der aktive Anteil bei der Konversion von Geistigem in Körperliches oder auch nur in quasi Körperliches aus dem psychischen Bereich stammt. Daß natürlich ebenso die Körpersphäre höchst souverän in Erscheinung treten, Stimmungen verändern und eine geistige Entwicklung brechen kann, wurde mehrfach angedeutet: diese letztere Souveränität ist – jedenfalls seit dem 18. Jahrhundert – ungleich häufiger wahr- und ernst genommen worden als die Freiheit des Geistigen dem Leiblichen gegenüber, so daß hier keine Erläuterungen mehr nötig sind.

In der Möglichkeit, Anforderungen, Aufgaben von einem Grundbereich auf einen anderen verlagern, verschieben zu können, ist der Weg angezeigt, auf dem die Entstehung sogenannter psychogener Krankheitsbilder vor sich geht. Die Krankheit wird erst nach dem Hinüberwechseln von einem Grundbereich in den anderen sichtbar, ja man muß sagen, sie wird erst dadurch zur »Krankheit«. Eine der Zukunftsaufgaben der psychotherapeutischen als der das Subjekt beachtenden Forschung ist es, zu fragen, ob eine derartige Konversion wenigstens einen Teil jeder Krankheit ausmacht.

Was als Konversion dargestellt wurde, ist also ein zentrales menschliches Vermögen. Derart durch Transformation und Transsubstantiation gewordene Krankheiten finden sich außerhalb der Welt des menschlichen Wirkens nirgendwo. Daß der Mensch durch Besitz und Kraft des Geistes den Forderungen seines Leibes gegenüber einen Spielraum der Freiheit besitzt, ermöglicht überhaupt erst die Entfaltung eines geistigen Lebens. Diese Lockerung der Bindung an den Naturzwang vermag er im extremen Fall mit den wunderbaren Leistungen des Heroismus, der Askese, der geistigen Schöpfungen auszunutzen; aber sie ist auch in den mannigfachen Überlegenheiten über seine Natur, wie sie das alltägliche Le-

ben mit sich bringen, zu erkennen. Im Menschen gibt es keine un-
gebrochenen Instinkte mehr, seine Tätigkeit untersteht nicht mehr
ihrem fortwährenden Geheiß, er ist von den Rhythmen seiner
Körperlichkeit weitgehend unabhängig.

Die relative Freiheit des Menschen vom Naturzwang ist die
Hauptvoraussetzung dafür, daß sich nicht seine gesamte Geistigkeit in Geste, Gebärde, in Triebmotorik umsetzen muß. Er nimmt
an einer Sphäre der geistigen Existenz teil, die sich aus sich selbst in
Bewegung hält und formt. Im Menschen erscheint sie als das auf
sich selbst bezogene, das re-flexive Denken. In ihm wird Geistiges
seiner selbst gewahr. Daher rühren tief eingreifende Entscheidungen des menschlichen Lebens.

Im Wesen der Re-flexion ist angedeutet, daß seelische Prozesse
die ihnen innewohnende Kraft in eine Art Kreisprozeß einstrahlen
lassen können, d. h. daß sie durch sich selbst ihre Gestaltung und
Erledigung erfahren. Im Ganzen einer Person beeinflussen sich
selbstverständlich psychische Dynamik und Intensität somatischer
Vorgänge. Aber die Verschlungenheit dieser Existenzweisen ist
doch keineswegs derart, daß dabei immer direkte Beeinflussungen
zustande kommen müssen, vielmehr wirken Seelisch-Geistiges
und Somatisches zuweilen geradezu antagonistisch gegeneinander
oder nur aufeinander zurück. Der psychopathologische Vorgang,
wie ihn uns die Neurosen bieten, enthält aber darüber hinaus noch
eine Besonderheit. Bei ihm korrespondiert nicht eine geistige Verfassung, wie sie aus den Erlebnissen eines Menschen resultiert, mit
dem Körpergeschehen; in ihm ersetzt eine geistig-seelische Leistung und Entscheidung ein Körpergeschehen – und sei es nur
durch eine motorische Stereotypie; selbst ein Vermeiden von Or-
ten oder Handlungen, wie es in den Phobien geschieht, steckt ein
Vermeiden leiblicher Natur. Wo aber eine Lösung durch etwas anderes ersetzt werden soll, ist sie keine Lösung.

5. Krankheit im Verhältnis zu Person und Selbst

Die psychogenen Erkrankungen beweisen, daß die Ausdrucks-
kraft des Geistes, noch wo sie sich selbst verfehlt, Organfunktio-
nen freizügig seinem Ausdruckswunsch unterstellen kann. Was
vom Organ her dann als Krankheit erscheint, wird vom Psychischen her gesehen zum symbolischen Ausdruck. Auch dieser Vor-

gang hat legitime Parallelen. Es gibt ein ausdruckhaftes Verkettet-sein von Leib und Seele, das so unlösbar ist, daß schon nicht mehr von symbolischer Repräsentanz gesprochen werden kann. Im Lachen und Weinen – zwei ausdrücklich den Menschen vorbehaltenen Fähigkeiten – wird der leibliche Vorgang zur Erscheinung der Seele, kann der seelische Vorgang nicht ohne leibliches Erscheinen vonstatten gehen.[55] Andererseits haben uns die tiefenpsychologischen Erfahrungen immer wieder anschaulich gemacht, wie notwendig es für den Menschen ist, daß es ihm gelingt, Erlebnisse, Leid in der Schwebe des reflexiven Denkens zu halten; das bedeutet, es im Bewußtsein zu halten, aber es nicht im Symptom darstellend preiszugeben. Gerade wenn jene Vorgänge des Denkens, die mit der die Menschheitsgeschichte wie jedes menschliche Leben begleitenden Frage des »Erkenne dich selbst« zusammenhängen, eine ihrem immanenten Sinn entsprechende Lösung finden sollen, muß der Mensch ein denkender bleiben. Hier steht ihm kein Weg in die Natur offen. Wo er ihn dennoch wählt, tauscht er die Unfreiheit in der Krankheit. Vom Leiblichen kann dann nur noch ein szenischer Ersatz gestellt werden. So wie im Menschen biologische Vorgänge denkbar sind, die nicht leicht personal-geistig durchdrungen (per-soniert) werden können, so gibt es auch geistige Vorgänge, die auf dem Wege reflexiver Besinnung (sapiens) gelöst werden müssen, weil sie nicht mehr per-sonal sind, sondern der Sphäre des Selbst angehören.

Derart wird, bildlich gesprochen, zwischen zwei Schichten oder Ebenen der menschlichen Existenz unterschieden: der Person und dem dahinterliegenden Selbst. Jedes neurotische Symptom reicht durch die Schicht der Person hindurch, ist im Selbst des Menschen verwurzelt und zerrt es auf eine verbotene, pantomimische Weise hervor. Die Unterscheidung dieser beiden Existenzebenen ist für die Psychotherapie ein großer Fortschritt. Ursprünglich schien es so, als wurzle jedes neurotische Symptom in Triebhaftem. Der Trieb ist aber die Heerstraße der zwischenmenschlichen artdienlichen Beziehungen. Das Symptom schien deshalb der Person anzugehören, denn sie ist die Form, in welcher der Mensch Sozialwesen ist. Erst die Erkenntnis, daß auch sein reflexiver Charakter – und nicht nur sein expressiver – Zuflucht in Gebärde und Mitteilung suchen kann, vermittelte den Zugang zu den eigentlichen Kern-

[55] Vgl. H. Plessner, *Lachen und Weinen. Eine Untersuchung über die Grenzen menschlichen Verhaltens.* Arnheim 1941.

neurosen. Gelingt es aber, die Neurosen in subtiler Bemühung tief genug zu durchschauen, so findet man, daß sich in einer jeden diese beiden Möglichkeiten verflechten: eine expressive Wahrnehmung in der Richtung des Personseins, der sozialen Geltung, und eine reflexive nach innen in der Richtung des Selbst und seiner Wahrheit.

6. *Das neurotische Symptom stellt immer einen Einfall dar*

Es bleibt nun zu fragen, ob man dem Symptom als solchem anmerken kann, welche Herkunft in ihm dominiert. Die Antwort muß lauten: Sicher kann man das zu Beginn der Behandlung, aus der Phänomenologie des Symptomes heraus nur sehr bedingt. Es ist wohl mehrfach der Versuch gemacht worden, den Ausdrucksort von affektiven Qualitäten, Gestimmtheiten der Person, Nöten in Organen festzulegen. Dabei scheinen so eindeutige psychosomatische Relationen wie das Lachen als Muster vorgeschwebt zu haben. Man wollte die Angst dem Herzen, den Ehrgeiz dem Magen, den Geiz dem Darm koordinieren, Ärger sollte mit der Galle zusammenhängen wie die Sexualität mit dem Genitale. Sicherlich trifft eine solche Typologie in manchen Fällen zu, ein Verlaß ist nicht auf sie, vor allem deshalb nicht, weil sie vereinzelt, wo nicht vereinzelt werden darf. Es gibt nämlich im Menschen keinen Ärger, keine Angst, keine Sexualität schlechthin. Sein Ärger entsteht aus einem Erlebnisgehalt; nicht jeder ängstigt sich im selben Sinn, und die Sexualität ist doch nur ein sehr klägliches Radikal der Liebe, sobald sie von dieser getrennt in Erscheinung tritt. Immerhin machen derartige tabellarische Übersichten klar, daß die Gebärdensprache des Menschen keineswegs dem Bewußtsein allein entstammt. Schon in der gewöhnlichen Willkürmotorik, ihrer Grazie oder persönlichen Eigenart, ist so viel Unbewußtes enthalten, daß der Wille der Willkür nicht mit dem Willen des Bewußtseins genügend definiert erscheint. Sobald das Ausdrucksgeschehen auf die inneren Organe überspringt, gewinnt der Einfluß des Unbewußten absolut die Oberhand. (Es muß nur an die Lehre Pawlows erinnert werden, um den Hinweis zu haben, daß auch die Bewußtseinspsychologie dieser Tatsache auf der Spur war, aber eben andere Folgerungen daraus gezogen hat, indem sie Unbewußtes durch Reflexhaftes begriff, also ein Geschehen, das rein als Reaktionsform der Materie ablief.)

Wenn auch an der legitimen Expression von seelischem Erleben im Körper niemals gezweifelt werden kann, so sollte doch im Gang dieser Darstellung herausgehoben werden, daß nicht die ganze seelisch-geistige Existenzweise verkörpert ist, und daß sie auch nicht ganz verkörperbar ist. Wo aber doch für eine offene Frage der unübersetzbaren Geistigkeit des Menschen ein erlösender Ausdruck im Körperlichen gesucht wird, dort muß der Geist in der Wahl des Ausdrucksmittels improvisieren. Die Improvisation jedoch ist eine Leistung, die auf der Freiheit des Geistes im Körper basiert. Dabei ist es wahrscheinlich, daß bei dieser von Fall zu Fall bzw. von Krankheit zu Krankheit neu zu erfindenden Übersetzung von Psychischem in Somatisches die überpersönliche, typische Ausdruckssprache von Geistig-Seelischem in Funktionen des Leibes benutzt werden wird. Mit anderen Worten: Die psycho-physischen Ausdrucksmittel, die je und je benutzt werden, werden nun als Geheimsprache verwendet.

Neurotische Symptome sind deshalb immer Einfälle. Durch sie erstrebt der Mensch eine Entlastung von Spannungen und Anforderungen, die ihm unerträglich geworden sind. Aber weil die Form der Darstellung inkongruent ist, entladen sie einen Affekt nicht so deutlich, wie das Weinen den Schmerz der Trauer, das Lachen die Spannung der Heiterkeit de facto erlösend abströmen lassen. Daß sie es nicht können, wird nicht zuletzt daran sichtbar, daß sie als Krankheit auftreten.

Wenn die neurotischen Symptome nichts anderes wären als ein Rückgriff auf eine vorbereitete Gebärdensprache des Organismus für seelische Gehalte, oder wenn bei ihrem Zustandekommen lediglich eine von Fall zu Fall wechselnde Organminderwertigkeit den Ausschlag gäbe, dann wären sie nicht Krankheiten des Individuums, sondern des Artwesens, oder Krankheiten, für welche konstitutionelle Momente verantwortlich wären. Ihr Sinn bliebe dann nicht so lange unverständlich, wie es tatsächlich der Fall zu sein pflegt. Die Dunkelheit, die über ihnen liegt, ist jedoch noch nicht erhellt, wenn die verborgene Leidenschaft, die in ihnen wirkt, erkannt ist. Die Richtung dieser Leidenschaft gegen die Person oder das Selbst, ihre Herkunft sind Momente, welche die Aktualität der jeweiligen Neurose recht eigentlich beherrschen und der sich gegebenenfalls die somatischen Dispositionen und allgemeine unbewußt gekonnte Ausdrucksweisen unterordnen müssen.

Das Resümee dieser Erkenntnisse besteht darin, daß nicht erwartet und erhofft werden kann, der Tiefenpsychologie werde die Ausarbeitung einer Nosologie ähnlicher Prägnanz gelingen wie der somatischen Heilkunde vor ihr. Ihre Leistung besteht immer darin, seelische Inhalte zu suchen. Deren Herkunft ist zweifach durch die »Welt« wie durch die Transzendenz des einzelnen in seinem Verhältnis zu sich selbst bestimmt. Das bedeutet, daß für die Psychotherapie Therapie und Diagnose nicht mehr so auseinanderfallen wie in der Organmedizin. Therapie heißt Suche, nur Suchen wird die Diagnose ermöglichen. Auf dieser Suche können aber die Symptome letztlich nicht mehr als Leitlinien sein. Je tiefer der Erkenntnisvorgang für den Kranken und seinen Arzt ist, desto näher kommen beide an den Entstehungsort der Neurose, vielmehr der Krankheit, heran. Das Symptom wird überflüssig werden, wenn es gelungen ist, seine stellvertretende Bedeutung einzusehen.

7. Besteht von hier aus überhaupt eine Beziehung zum allgemeinen Krankheitsgeschehen?

Nach diesen Klarstellungen muß trotzdem nochmals gefragt werden, wieso die kasuistische Unerschöpflichkeit im Zustandekommen von Konfliktsituationen schließlich in einer dann doch relativ weitgehenden Gemeinsamkeit der Symptome endet. Zwar ist die Variabilität der Symptomatologie topographisch und funktionell groß und wird fortwährend durch neue »Schöpfungen« bereichert; aber wenngleich z. B. die Formen funktioneller Dysbasie Legion sind, wenn die Erlebnisform von Sensationen am Herzen von Patient zu Patient wechselt, so bleiben doch Gangstörungen oder Herzleiden. Daß so verschiedenes menschliches Ringen (mit einer unlösbar scheinenden Aufgabe) ausweichend am gleichen Ort des Leibes, durch die gleiche Funktionsstörung fixiert wird, hat immer als ernstlicher Einwand gegen die hier vertretene Auffassung gegolten, das Symptom selbst stelle einen individuellen Ausdruck dar. Es schien näher zu liegen – wie angedeutet –, auf dem Wege einer »Schienung« z. B. durch Organminderwertigkeit oder durch ein typisches psychosomatisches Ausdrucksvermögen, etwa die Kombination Ärger und Gallenblase oder Gallenfluß, das Symptom zustande kommen zu lassen. Es bliebe dann die dem

Symptom immanente Bedeutung nicht erhalten, vielmehr läge das einzig Charakteristische darin, daß es zu einer psychogenen Symptombildung überhaupt gekommen ist. Wie das Symptom im einzelnen Fall aussieht, hinge von den »Zufällen« der Konstitution, der momentanen Körperverfassung, der Möglichkeit einer Infektion oder ähnlichem ab. Mag damit auch eine Komponente des Zustandekommens psychogener Symptome berührt sein, als ein Hauptmoment der Erklärung kann diese Auffassung nicht gelten – schon weil der »Zufall« hier eine entscheidende Rolle spielen würde. Der Grad persönlicher Eigenart, bei aller begrenzten Ausdrucksmöglichkeit, die der Organismus dem Einmaligen, Individuellen einer menschlichen Existenz zur Verfügung zu stellen vermag, ist doch zu ausgeprägt, als daß er bloß von den Zufällen der körperlichen Mitgift abhängig gedacht werden könnte. So schwer es sein mag, vom Standpunkt einer mit anonymer Gesetzlichkeit arbeitenden Genetik, der Epidemiologie und ähnlicher Wissenschaftszweige her dieser Tatsache gerecht zu werden, so sehr ist der Psychotherapeut von seinem heuristischen Denkansatz aus gehalten, nichts am Menschen im bloß Kreatürlichen auf sich beruhen zu lassen. Durch den Hinweis, daß er dabei in der Konsequenz eines Denkansatzes handelt, ist ausgedrückt, daß er in einer dialektischen, antithetischen Position zur Naturwissenschaft steht und so einer fruchtbaren Fortentwicklung der Wissenschaft in der veränderten »historischen Situation des menschlichen Bewußtseins« dient.

8. Ein Symptom kann mehr oder weniger treffend sein

Wer neurotische Menschen behandelt hat, wird die außerordentlichen Niveauunterschiede im »Stil« ihrer Symptombildung und ihrer Symptomwahl beobachtet haben. Und da es sich bei jedem derartigen Krankheitsgeschehen um einen expressiven Vorgang handelt, drängt sich der Vergleich mit Strukturelementen der Sprache auf. Die Sprache ist das Hauptausdrucksmittel der geistigen Existenz des Menschen. Es treffen sich in der sprachlichen Formulierung die persönliche Perspektive des aktuellen Erlebens, Erinnerns, Reflektierens und der notwendige Rückgriff auf den Wortschatz und den genauesten Ausdruck, den er zur Verfügung stellen kann, um dieser Aktualität audrückend Herr zu werden. Der sprachliche Ausdruck bleibt auf den Wortschatz als objektive Überlieferung angewiesen; mit ihm ist auszukommen, er muß subjektiv durchdrungen und erfüllt werden. Der eigentlichen Wortschöpfung sind demgegenüber viel engere Grenzen gezogen. Insofern sind Symptomfindung und Wortfindung durchaus vergleichbar. Nur sind die Ausdrucksgebärden des Organismus, vor allem sobald sie der Organsprache der inneren Organe entnommen werden, prinzipiell dürftiger, als es beim differenzierten Sprachkörper der Fall ist. Denn die Organsprache ist im wesentlichen ein affektives Ausdrucksmittel. Wo ein neurotisches Symptom dem Bereich der Willkürbewegungen entnommen ist, restringiert es gerade deren Differenziertheit, die der eigentlichen Sprache am nächsten steht, durch einen Abbau, etwa die Lähmung oder die Stereotypie einer unbewußten Zwangsbewegung.

Aber darin treffen sich Wortsprache und Symptomsprache der Neurose, daß es von der Ingeniosität des Individuums abhängt, in welchem Maß Empfindungs-, Erlebnis- und Ausdrucksgehalt einander treffend entsprechen. Wie ein sprachlicher Ausdruck durch Satzbau und Gedankenablauf seine stilistische Prägung erhält, so fügt sich auch ein neurotisches Symptom in seiner je veränderten Weise den Nuancen der Gesamterscheinung der Person, die es gebildet hat, ein. Dieser Einbau in den größeren persönlichen Zusammenhang stimmt die Bedeutung eines Symptoms im subjektiv einmaligen Sinne ab. Gangstörung ist dann nicht gleich Gangstörung, nicht nur, weil es sich um verschiedene Blockierungen in der Störung der mannigfachen Funktionen handelt, die für das Zustandekommen des Gehens notwendig sind, sondern z. B. auch deshalb, weil die im Gehen gegebene Freiheit von Person zu Person anders erfaßt wird, was deutlich an den Varianten des menschlichen Ganges abgelesen werden kann. Wenn es also nicht gelingt, diesen in der individuellen Menschlichkeit liegenden Entsprechungsort einer Hysterie, einer Sucht, einer Phobie zu finden, dann bleibt auch der Erfolg der Therapie unzuverlässig und limitiert. Das Finden des Entsprechungsortes ist identisch mit dem Auffinden der Tatsache, daß er kein letztlich gültiger ist, daß die Symptomsprache keine Sprache, sondern nur das pantomimische Nachfahren der Bildlichkeit und Gebärde echter Sprachformen ist. Das Symptom weist auf eine tiefere »Sprachlosigkeit« hin, darauf, daß das geistige Auffassen, welches der wirklichen Sprache vorangeht, verloren oder vermieden wurde.

VIII. Entlastung der Existenz durch Täuschung und Ent-täuschung

1. Der Mensch hat die Freiheit zu sublimieren und zu substantiieren

Die Entstehungsmöglichkeit neurotischer Symptome – um es nochmals zusammenzufassen – ist durch die eigentümliche Weise menschlicher Existenz gegeben. Dadurch unterscheiden sich diese Symptome, die auch nur beim Menschen aufgefunden werden, von anderen aus der »Natur« entstehenden Krankheiten. Die besondere Stellung des Menschen unter den Lebewesen wird an seinem Verhältnis zum Leib erkennbar. Nur er besitzt ihm gegenüber eine bedingte Freiheit. Sein reflexives Denken ist der Ausdruck für die Aktualität dieser Freiheit. Seine Leibform und die ganze Umwelt seiner Werke zeugen für das Alter der Freiheit. Sie ist der Angelpunkt der Existenz; und sie bleibt Angelpunkt, auch wo sich diese selbst verfehlt. Dann erscheint Freiheit in ihrer Umkehr als Zwang und bedeutet so die schwerste Einbuße, die einem Leben zugefügt werden kann.

Die Freiheit ist also gleicherweise Voraussetzung für jede schöpferische Leistung wie für den Formenkreis psychogener Krankheiten. Hier wird sie verloren, dort wird ihre Reichweite ausgedehnt. Es wurde oben versucht, von der Freiheit her den okkasionellen Charakter des menschlichen Werdeprozesses als das Prinzip seiner »Zeitigung« zu beschreiben. Die Freiheit in der Wahrnehmung der »Gelegenheiten«, die das menschliche Leben ausmachen, kann jedoch nach dem Grad der ihm immanenten Sapientia verstanden und verfehlt werden. Dies läßt sich nochmals andeuten mit den Begriffen der Sublimierung und Substantiierung. In der Entscheidung zu der einen oder anderen Richtung ist die Genese der Krankheit oder der positiven geistig-seelischen Leistung beschlossen.

Da immer wieder der Tiefenpsychologie der Vorwurf gemacht wurde, sie relativiere jede große schöpferische Leistung auf einen pathologischen psychischen Komplex, mag hier das Ungenaue und Ungehörige einer solchen Behauptung mit der Kommentierung der Begriffe Sublimierung und Substantiierung dargetan werden.

2. Möglichkeit der Symbolisierung in zwei Richtungen

Gemeinsam ist jeder künstlerischen oder geistig schöpferischen wie der neurotischen Leistung die psychische Spannung und Beunruhigung, die durch Projektion in eine objektivierte Form sich zu entlasten, zu entspannen sucht. Dieser Vorgang der Entspannung durch Formung muß als ein Grundphänomen der menschlichen Existenz angesehen werden; ihm entstammt bis zu den ältesten Denkmälern jede Kulturleistung.

Die Leistung des schöpferischen Menschen im positiven Verstande beruht aber darin, daß er die Spannungen ausdrücklich so formt, daß sie als Symbole charakterisiert sind. Jedes der Urwerkzeuge, jedes Werk der bildenden Künste, jeder philosophische Fundamentalgedanke ist ein Symbol. Das Stoffliche in jeder dieser Formen ist Vehikel für die Entladung der seelischen Kraft. Wo sie verstanden wird, weist jede schöpferische Leistung durch die Form, in der sie sich vermittelt, über sich hinaus. Diese Kraft, über sich hinauszuweisen, ist mit Sublimierung gemeint.

Im Gegensatz dazu ist der Entlastungsvorgang in der Neurose nicht rückläufig, sondern einsinnig vom Psychischen zum Somatischen gerichtet. Er substantiiert. Der Verweis auf Materielles ist auch ein Hindeuten auf die Transzendenz, aber eine des puren, dem Verständnis entzogenen Daseins, nicht einer Transzendenz, deren der Mensch dadurch, daß er ihr einen Sinn abgewinnt, verbunden bleibt. Die Konversion einer seelischen Zuständlichkeit in ein körperliches Geschehen soll in der Neurose gültig und endgültig sein; darin besteht der Krankheitsgewinn, den sie verspricht. Geistiges soll durch Körperliches ersetzt werden. Das Symptom ist wohl unbewußter Ausdruck, aber es ist nicht als Symbol gewollt. Erst dort, wo die Einbuße an Freiheit im Körperlichen nicht mehr ertragen wird, wird die Neurose klinisch. Unendliche Konversionen dieser Art stellen die Eigentümlichkeiten, Launen, Gewohnheiten des alltäglichen Lebens dar, die von der Umgebung, die sich mit ihnen abfinden muß, mehr oder weniger leicht hingenommen werden.

Welch außerordentlicher Unterschied zwischen der positiv schöpferischen und der pathologischen Leistung besteht, wird also durch die Tiefenpsychologie nicht nur nicht verdeckt, sondern erst zu einer vollständigen Anschaulichkeit gebracht. Indem in der Therapie sich abzuzeichnen beginnt, daß das Verhalten des Kranken die psychosomatische Korrespondenz der Mimik für eine Ausdrucksleistung mißbraucht, die in ihr nicht stattfinden kann, wird dem Kranken allerdings einsichtig, daß in seinen Symptomen sozusagen eine halbe Schöpfung steckt. Er drückt aus, was andere nicht ausdrücken können; seine Krankheit ist wirklich *seine* Krankheit, in der er seine Beunruhigung bekundet. Man kann dies sehr gut auch daran erkennen, daß ein hysterisches Symptom z. B. willkürlich ebensowenig imitierbar ist wie das Produkt einer schöpferischen Begabung, etwa eine künstlerische Leistung.

Die Neurose ist eine Täuschung, die ernst genommen werden will, die positive schöpferische Leistung dagegen ist der Versuch einer Enttäuschung, indem sie den Blick auf einen Wahrheitsgehalt eröffnen will; dieser Absicht bleiben alle Stilmomente und Gattungen der schöpferischen Leistung unterstellt.

Wer diesen Unterschied zwischen schöpferischer Leistung und Neurose verstanden hat, wird nicht übersehen, daß im einen Fall die Psychologie eine unzureichende Methode des Begreifens ist, daß sie zur Auffassung des wesentlichen Gehaltes höchstens vorbereiten kann, daß sie im zweiten Fall jedoch alles zu leisten vermag, weil der Vorgang der Konversion in der Neurose einen geheimen Rationalismus enthält, ein Umrechnen von psychischer in somatische Energie, die ihre Darstellung sehr wohl durch die Psychologie erfahren kann. Wie sehr – und dies ist wiederum eine Analogie zum wirklich Schöpferischen, die erlaubt ist – das Geschehen in der Neurose einen Kampf, ein Erleiden, eine Spannung ausdrückt, wie sehr der in ihm steckende Rationalismus einer »Magie« dient, hat die Psychologie erfahren müssen, als sie gezwungen war, die ihrem rationalen Anspruch widersinnig erscheinende, aber doch einzig angemessene Wendung von einer Psychologie des Bewußten zu einer Psychologie des Unbewußten zu vollziehen. Erst diese Wendung ermöglichte das inhaltliche Verständnis der Neurose.

IX. Krankheit, Leid und Heilung

1. Krankheit soll zur Reflexion mahnen

Die Pathographie kann an den Krankheiten ihre Erscheinungsweise, die Symptomatologie, getrennt von ihrem Ausdrucksgehalt betrachten. Vielleicht leugnet sie, daß ein solcher besteht. Das Wachstum einer Krebszelle spielt sich beim Menschen nicht anders als beim Tier ab, so daß es dem exakten Naturbeobachter fragwürdig vorkommen mag, wenn mit dem Krankheitsgeschehen Bedingungskomplexe verbunden werden, die aus anderen als der organischen Realität stammen. Übrigens muß sich die Abweisung einer Sonderform der menschlichen Pathogenese keineswegs nur auf die hochgradige Ähnlichkeit somatischer Entgleisungen stützen. Auch bei den Tieren gibt es einen Tod aus psychischen Motiven, etwa wenn es mißlingt, einen »Wildfang« zu einer Anpassung an die neue Umwelt der Gefangenschaft zu bringen; er verharrt dann in einem »Erregungszustand, in einer gwissermaßen verkrampften Grundstimmung, die schließlich nervöse Störungen verursacht, den Appetit vermindert, die Widerstandsfähigkeit herabsetzt und endlich zum Tode führt«.[56] Selbst das Auftreten psychogener Symptome dürfte bei den Tieren nicht unbedingt ausgeschlossen sein. Bei Tierdressuren, die zur Erzielung des sogenannten »bedingten Reflexes« (Pawlow) unternommen wurden, reichte man einem Hund unter Berührung einer bestimmten Stelle am Bein Futter. Nach einer Weile genügte schon die Berührung, um bei dem Hund eine Freßvorstellung zu erregen, die mit Speichel- und Magensaftsekretion verbunden ist. Es hatte sich, wie der Erfinder dieser Dressurmethode, Pawlow, es genannt hat, ein bedingter Reflex gebildet. Berührt man den Hund an einer benachbarten Stelle, so sondert er keine Säfte ab. Rückt man nun aber die Abstände beider Berührungen allzu nahe aneinander, so wird eine Grenze des Unterscheidungsvermögens erreicht. Wird der Versuch in dieser Weise fortgesetzt, so reagiert das unsicher gewordene Tier überraschenderweise mit der Bildung eines Ekzems an der die beiden Reizorte umfassenden Hautstelle. Bricht man den Versuch jetzt ab, so verschwindet das Ekzem bald wieder. Es hat

---

[56] H. Hediger, *Freiheit und Gefangenschaft im Leben des Tieres*, in: *Ciba Zeitschrift*, Basel, 1938, S. 1857.

den Anschein, als habe man die Möglichkeit, hier eine Modellsituation einer neurotischen Symptomentstehung zu beobachten: als Bedingung ein Konflikt, der nicht entschieden werden kann, und als Antwort eine Kompromißlösung, eben das Symptom, hier ein Ekzem.

Solchen Einwänden gegen die Annahme, Psychoneurosen seien spezifisch menschliche Erkrankungsformen, wäre immerhin entgegenzuhalten, daß der Mensch in beiden angeführten Fällen außerordentlich nachdrücklich in das tierische Leben eingegriffen hat. Es wäre deshalb eindrucksvoller, wenn Beispiele beigebracht werden könnten, an denen er ganz unbeteiligt ist. Der Nachweis einer seelischen Todesursache auch beim Tier bringt zudem die hier vorgetragene Auffassung von der Entstehung menschlicher Krankheiten – trotz einer behaupteten Sonderstellung des Menschen im Naturreich – weniger in Verlegenheit als den Kausalismus der Pawlowschen Lehre von der »höchsten Nerventätigkeit«, die durch bedingte Reflexe komponiert sein soll. Als Todesursache die Angst als ganz unerlernte, im Sprachgebrauch Pawlows: unbedingte, Erfahrung anzunehmen, trifft auf ein unmittelbares Verständnis; die Entwicklung zum Tode darin zu suchen, daß es nicht gelingt, bedingt reflexhaft gesteuertes Verhalten an eine neue Umwelt anzupassen, ist demgegenüber doktrinär und gekünstelt, wenn auch diese Momente das ihre zum Verhalten des Tieres beitragen mögen. Wie endlich die Entstehung eines Ekzems bei jenem Versuchstier aus bedingter Reflextätigkeit erklärt werden könnte, bleibt ganz undurchsichtig. Zu lernen ist aus dem Einwurf aber, daß die Sonderposition des Menschen nicht derart mißverstanden werden darf, als sei ihm eine Dominanz seelischer Antriebe bei seinen Lebensäußerungen vorbehalten. Nicht einmal die neurotische Kompromißbildung eines Körperschadens, wo die Leistung hinter der Anforderung zurückbleibt, wäre sein Reservat (obgleich doch der Reichtum derartiger Symptome und die Häufigkeit ihres Vorkommens hier und die Spärlichkeit dort nicht zu übersehen sind). Seine Eigenart – um es zu wiederholen – beginnt damit, daß in der Weise der kompromißhaften Verknüpfung von Psychischem und Organischem ein Appell an die Fähigkeit zur Reflexion und damit zur Erkenntnismöglichkeit des Sinns enthalten ist. Im bewußten Erlebnis des Symptoms und durch den Zugang zu seinem Sinn im Unbewußten erwächst der »Zufälligkeit« einer neurotischen Reaktion erst der volle szenische Bedeutungsgehalt.

Rückt so die Weise, in der das menschliche Dasein ausgezeichnet ist, immer mehr aus den Erscheinungsformen, hier z. B. einer bestimmten Erkrankungsform, in die Fähigkeit zur Reflexion, so ergibt sich daraus die Konsequenz, daß in der Trennungslinie zwischen Organkrankheiten, die allen höheren Säugern eigentümlich sind, und psychoneurotischen Symptombildungen der Übergang von allgemeingültiger Pathogenese zu einer nur dem Menschen eigentümlichen Erkrankungsweise nicht erblickt werden kann. Und damit wird der scheinbar so schroffe Gegensatz zwischen organischer und funktioneller Krankheit an einem bereits historisch gewordenen Ort zurückgelassen. Ist einmal die Sinnfrage als bedeutungsvoll für jede Interpretation biologischer Vorgänge im Menschen erkannt, dann gewinnt der folgende Satz die Bedeutung einer Maxime der Forschung: »Nichts Organisches hat keinen Sinn, nichts Psychisches hat keinen Leib.«[57] Die Unvollkommenheit der menschlichen Erkenntnis zwingt dabei zur prinzipiellen Bescheidung, bei der exakten Beantwortung der Sinnfrage im Umkreis der menschlichen Selbsterfahrung zu verbleiben.

2. Gesundheit kann natürlich und künstlich sein

Von der Fragestellung hängt die Antwort ab. Es ist etwas anderes, ob man die Einzelphasen einer Krankheitsentstehung im Organ verfolgen will, oder ob man darüber hinaus noch nach ihrem Sinnbezug für den Kranken mitfragt. In beiden Frageformen ist mit dem Erkenntnisstreben eine praktische Absicht verbunden, und zwar die der Heilung des Kranken. Es gilt ihn zur Gesundheit zurückzuführen. Was aber ist Gesundheit?

Wenn schon über das Wesen der Krankheit so verschiedene Auffassungen möglich waren, dann wird wohl auch der Gesundheit ein vielfacher Sinn unterlegt werden können. Es dürfte aber bei ihr noch eindrucksvoller als im Falle der Krankheit nachzuweisen sein, daß sie beim Menschen unmittelbarer Ausdruck seiner Selbstauffassung ist und daß ihr deshalb ein hoher symbolischer Bedeutungsgehalt zukommt.

Die Unterscheidung, die Alexis Carrel trifft, wenn er zwei Arten von Gesundheit gegeneinander stellt, eine »natürliche« und eine »künstliche«, bringt einen guten heuristischen Ansatz zur Klärung

[57] V. v. Weizsäcker, *Ärztliche Fragen*, Leipzig 1935, S. 62.

des vielschichtigen Begriffsinhaltes.[58] Unter natürlicher Gesundheit wird die Ausgeglichenheit der körperlichen Funktionen verstanden, ein harmonisches Leben nach innen mit den individuellen Kräften, mit dem Selbst, und nach außen mit den Kräften der Welt und den artgleichen Wesen, der menschlichen Gesellschaft. Schon in dieser Definition kommt notwendig über die biologischen Inhalte hinaus ein moralisches Moment in den Gesichtskreis. Gesundheit des Menschen ist immer auch eine »Tugend«, nicht nur ein wohlgeratenes und wohlbehaltenes Dasein.

Das Wesen der künstlichen Gesundheit läßt sich am schnellsten negativ beschreiben: als Freiheit von Krankheit. Um ihrer habhaft zu werden, ist der ganze Aufwand eines zivilisierten Lebensbereiches notwendig. Sie entsteht dadurch, daß die schädlichen Einflüsse, die dort an Vielzahl und Gefährlichkeit bedeutend zugenommen haben, abgewehrt werden. Gesundheit ist dann keine Mitgift mehr, sondern eine Leistung und zugleich das Ergebnis von Leistungen. Weil sie jetzt als Aufgabe auftaucht, ist es unausweichlich, daß diese unterschiedlich verstanden wird. So kommt es, daß ihr Sinngehalt immer mehr zusammenschrumpft. Mit dem Wort Gesundheit wird körperliches Wohlbefinden verknüpft oder Schmerzfreiheit, oder sie wird verstanden als Voraussetzung voller Arbeits- und Leistungsfähigkeit. Im Reiche der Natur ist Gesundheit eine unerläßliche Lebensvoraussetzung; im Umkreis menschlicher Zivilisation verliert sie viel von diesem konditionellen Charakter und wird eigenschaftlich. Bis zu einem gewissen Grad kann man leben, ohne sie zu besitzen.

Aus dieser Möglichkeit, Gesundheit dem Leben gegenüber relativieren zu können, entsteht überhaupt erst die Voraussetzung einer jeden Heilkunde; sie versucht, die entstandene Kluft zu überbrücken.

3. Krankheit ändert sich im Übergang von der Kultur zur Zivilisation

Gesundheit ist Aktivität nach innen und nach außen. Von beiden Seiten wird sie damit zur Reaktion gezwungen werden; sie steht in Relation zum Selbst und zur Umwelt. Die, verglichen mit allen anderen Lebewesen, außerordentliche Freiheit des Menschen in

[58] Alexis Carrel, *Der Mensch, das unbekannte Wesen*, Stuttgart o. J., S. 311 f.

der Gestaltung der Umwelt – hier liegt seine Stärke, seine »Gesundheit« – wird zur Folge haben, daß die Rückstrahlung aus ihr nicht geringer ist. Für den Menschen ist der Besitz einer »natürlichen Gesundheit« im Carrelschen Sinne ein historisch anfänglicher Zustand. In ihr überwiegt die animalische Seite seiner Existenz auf naive und unbewußte Weise. Er ist noch eingepaßt in eine Umwelt, deren Eigenart er nicht beherrscht, in der er sich vielmehr bedrängt von allen Seiten seinen Platz erkämpfen muß. Dieser Zustand jedoch bleibt nicht. Seine Werkzeugintelligenz befähigt ihn schließlich, den gesamten Raum der Erde zu durchdringen mit den gestalterischen Absichten seiner Phantasie. In ihr trägt er ein Bild einer Idealumwelt, das er in immer neuen Ansätzen zu realisieren bestrebt ist. Er ist nicht eingebaut in eine Umwelt, sondern er will sich die Welt zu seiner umbauen. Dabei hat diese Welt zu ertragen, daß ihre Lebensstätten brutal zerstört werden und Absichten dienen müssen, die nie ihrer eigenen, d. h. in der Absicht der natürlichen Entwicklung lagen. Lange duldet die Welt diesen Zugriff. Sie spendet die Kraft, die sich in den Eigenschöpfungen der menschlichen Kulturkreise manifestiert. Aber am Ende hat sich noch immer erwiesen, daß die Energien, die der Aufbau von Kulturen verschlungen hat, also der Aufbau der spezifisch menschlichen Umwelt, dem natürlichen Kreislauf unwiderruflich entzogen waren. Beispielhaft zu belegen ist dieser Prozeß an der Verkarstung der ursprünglich wald- und wasserreichen Länder rund um das Mittelmeerbecken, aber auch an der »Verwüstung« weiter Landstriche Nordamerikas und Innerchinas. Eine so veränderte und derangierte Umwelt wird ihrerseits in einer vom Leben des einzelnen uneliminierbaren Weise dessen gesamtes Milieu bis in die moralischen Qualitäten beeinflussen. Es ist eine billige Historie, die sich Mühe gibt zu beweisen, der Verfall der Kardinaltugenden der römischen Bürger und damit der Verfall des römischen Imperiums habe an der Verwüstung der nordafrikanischen Kornkammern und dem Mangel an Brotgetreide gelegen, und wie andere, ähnliche Deduktionen lauten mögen. Zweifellos enthalten sie das Gran Stimmigkeit, das ihnen den Erfolg verschafft. Es kommt aber darauf an, die Kausalität als historische Anschauungsform zu meiden und eine Betrachtungsweise zu wählen, welcher der Aktion (Eingriff des Menschen in eine Lebensstätte mit brutalem Zerreißen ihres gewachsenen Gleichgewichtes) und Reaktion (Verödung) in einer höheren Gemeinsamkeit, nach ärztlichem Sprachgebrauch als

»Syndrom« erfaßbar werden. Wüste ist bisher das Ende aller Kulturen der Erde gewesen. Wo die Umwelt des Menschen katastrophal zu verarmen und zu veröden beginnt, dort hält ihn keine Praktik heil.

Der Niedergang der natürlichen Welt verläuft in zwei Phasen. In der ersten ist die Kraft des in der Welt vorgefundenen Lebens scheinbar unerschöpflich. Die Entbindung von Naturkräften findet in der Phantasiefülle der Menschen ihren Sinn. Die Naturkräfte binden sich in neuen Gebilden, in denen sich der Gang eigentlicher Kulturepochen ausdrückt. Dann wird jedoch eines Tages der Augenblick erreicht – in ihm beginnt die zweite Phase –, der die Endlichkeit der Reserven und Mittel vor Augen bringt. Von nun an wird die Freude, die Substanz des Lebens im Entwerfen neuer Schöpfungen zu verbrauchen, von einer geheimen Angst, die sich durch Erhaltung des Bestehenden sichern will, überwuchert. Die Zivilisation hat begonnen.

Eine Unterscheidung beider Phasen scheint gerade dann erlaubt, wenn man darauf achtet, welch unterschiedlicher Aufwand in der einen und in der anderen dem schöpferischen Entwerfen und dem Erhalten gilt. Der oft in der Phase der zivilisatorischen Anstrengungen beträchtliche äußere Aufschwung des Lebens – stets auf Kosten eines vermehrten Verzehrs! – hat zur Grundlage keine Akte selbständigen Entwerfens, sondern ein routiniertes Ausnutzen einmal errungener Fertigkeiten.

Auf die mit der Gesundheit zusammenhängenden Fragen rekurrierend, wird man die Entdeckung machen, daß mit dem Übergang der Epochen, der den endgültigen Umschwung von der noch relativ natürlichen zur überwiegend künstlichen Gesundheit brachte, die mittlere Lebensdauer des Menschen sich sehr beachtlich verlängert hat. Diese Tatsache bedeutet jedoch nicht, daß die Gesundheit vermehrt, sondern daß der Einfluß der Krankheiten verändert wurde. Der Mensch stirbt nun nicht mehr vorwiegend an Infektionen oder Wunden, sondern an den Deformationen, die sich in späteren Lebensjahren an seinen Geweben zu zeigen pflegen. Der Verlängerung des Lebens läuft streng parallel eine Mehrung des Siechtums. Die Leistung der Heilkunde erscheint durch diese Tatsachen in keinem Fall in einem günstigen Licht. So gewaltig ihre Aktivität ist, ihr absoluter Einfluß ist unzulänglich. Gesundheit und Heilkunde verhalten sich in ihren Varianten antagonistisch: wo die Gesundheit natürlich, das Kräftereservat unverbraucht, dort ist die Heilkunde primitiv; wo die Gesundheit künstlich und damit anfällig wird, entwickelt sich zwar das Heilwesen, aber es hinkt der Verwandlung des Krankheitscharakters nach. Bis die Bannung der Infektionsgefahr gelungen war, hatte sich der Einbruch der degenerativen Erkrankungen längst vollzogen. Zudem bedeutet die Aufklärung der Ätiologie der Infektionen nicht, daß diese ein für allemal unschädlich gemacht worden wären; sie müssen von Fall zu Fall, von Krankheit zu Krankheit therapeutisch aktiv angegangen werden, was eine andauernde Zunahme der Zahl der Ärzte zur Folge hat. In allen Ländern werden fortwährend neue Krankenanstalten gebaut, wird die Infektionsprophylaxe durch Schutzimpfungen ausgedehnt; zudem ist überall ein steiler Anstieg operativer Eingriffe zu konstatieren. Einer stetig sich vergrößernden, ihre Technik rationalisierenden Heilkunde steht eine ebenso stetig, aber in noch schnellerem Tempo ansteigende Zahl von Kranken gegenüber.

4. Heilung und Vernichtung, der Todestrieb

Auf dieser Stufe pflegt der Optimismus, Leben und Gesundheit erhalten zu können, der vorher zu großen Anstrengungen anregte, nachzulassen und schließlich in den Fatalismus bloßer Routine in Forschung und Praxis umzuschlagen. Eines Tages kann es nicht mehr verdrängt werden, daß »die Medizin die Leiden der Menschheit nicht annähernd so stark gemindert hat, als man im allgemeinen zu glauben geneigt ist«.[59] Zwar lebt der einzelne länger, und dies ist ein unschätzbarer Gewinn in der Vorstellungswelt einer vom Individualegoismus bestimmten Menschheit, der schließlich nur noch das nackte Leben zu bleiben scheint. Die Mehrung von Krankheit und bloßem Vegetieren, das alle Kraft zur Aufrechterhaltung des Daseins verbraucht, erschreckt.

So treffen sich viele in der Anschauung, daß die Gesundheit des Ganzen nur durch das Heilmittel der »Ausmerzung« des »unwerten Lebens« erhalten werden könne. An die Stelle der einer natürlichen Gesundheit entsprechenden natürlichen Auslese tritt eine »Ausmerze«, deren Effekt von wandlungsfähigen Vorstellungen einer Zweckmäßigkeit abhängig ist. Krankheit läßt sich also nicht ohne Einfluß auf die Verfassung der Gesunden bekämpfen, wie die

[59] Carrel, l. c. S. 119.

Art des Gesundheitszustandes die Krankheiten bestimmt. Welch tiefgehende Verschiebungen in diesem Bezugsverhältnis in den letzten Jahrzehnten sichtbar geworden sind, geht aus der Änderung der therapeutischen Aufgaben hervor, die dem Arzt gestellt werden. Jetzt sind es nicht allein die Eugeniker und Biologen, wie z. B. Carrel, die überzeugt sind von der Notwendigkeit der Lebensvernichtung, um Gesundheit zu erhalten, auch ein in die metabiologische und philosophische Problematik so weit eingedrungener Forscher wie V. v. Weizsäcker beklagt es, daß der Arzt die Beteiligung an der Vernichtung »als ein pudendum nicht offen und darum auch nicht wissenschaftlich und nicht systematisch« betrieben habe: »Es gab (und gibt heute noch) keine vollständige Vernichtungslehre, welche die rein als Erhaltungslehre aufgebaute Heilkunde ergänzt.«[60] Hinter derartigen erschreckenden Forderungen bedeutender Männer verbirgt sich ein Problem. Der naturwissenschaftliche Arzt hat seit langem gänzlich aus dem Auge verloren, daß er auch zum Tode und zur Würde des Todes hinzuführen hat. Es wäre deshalb wohl weniger mißverständlich, von Todeslehre als von Vernichtungslehre zu sprechen. Aber das Beispiel der Schwangerschaftsunterbrechung, ihre unausgesetzte praktische Durchführung bei gesetzlichem Verbot und offizieller Ratlosigkeit, zeigt, daß auch Vernichtung vom Arzt gefordert wird und daß sie sich ethisch keineswegs ein für allemal ablehnen läßt. Was allerdings als »Euthanasie« in der jüngsten Vergangenheit signiert wurde, war nichts anderes als ein Paroxysmus jener schon oben erwähnten verstümmelten »Therapie«, ihr »natürliches« Ende: die Gesamtausschaltung des Menschen. Die Aggression, die sich hier befriedigte, ist ein Kind des Todestriebes (Freud), jenes in jeder Krankheit wirkenden und deshalb sehr wohl in den ärztlichen Aufgabenbereich gehörenden Triebes, der sich um so reißender und furchtbarer offenbart, je tiefer die Kluft zwischen bewußter und unbewußter Lebensführung ist und je brüchiger deshalb die bewußte Bindung ans Leben ist. Überdies wäre jener rasche Rückschritt von der durch aufgeklärte Sentimentalität unterbauten Aggressivität bei der Tötung unheilbar Geisteskranker zur voll kommerzialisierten und politisierten Menschenschlachtung unmöglich gewesen ohne ein schon sehr lange dem Bewußtsein vermitteltes Menschenbild, in dem wissenschaftsoffiziell ein Subjekt nicht enthalten ist.

[60] V. v. Weizsäcker: *Ärztliche Fragen*, S. 72 f.

Es ist undenkbar, daß so etwas geschieht, wo menschliche Freiheit als soziale Wirklichkeit nicht längst und gründlich verloren wurde. Welch unerbittlichen Widerstand ein derartig verkürzter Lebensbereich andererseits der Heilungsabsicht als dem größten ärztlichen Ziel entgegenstellt, kann nur der ermessen, der diese Jahre als Arzt erlebt.

5. Krankheit und Zufall, Leid und Sinn

Die Eigentümlichkeiten, die als Gesundheit des Menschen bezeichnet werden können, hängen also in hohem Maße nicht von der Qualität des Individuums allein ab. Gesundheit ist als Wirklichkeit historisch bestimmt im Vorgang der Vererbung, ebenso aber durch die Atmosphäre, in die ein Mensch körperlich, seelisch, geistig hineingestellt wird. Gesundheit drückt die Tatsache aus, daß er alle Einflüsse der Lebensstätte, die er antraf, aktiv bewältigt. Dabei ist das unausweichliche Ende, das sich in der Krankheit ankündigt, immer gewiß. Die Erkenntnis, daß das Leben einen unendlichen biologischen Prozeß darstellt, kann seiner Existenz keine endgültige Beruhigung sein. In der archaischen Tiefe seines Unbewußten weiß er, daß sein Leben von Gesundheit zu Krankheit und Tod verläuft, daß ihm ein Ende bevorsteht.

So wird der Tod je nach der Bereitwilligkeit, mit der das Wissen von seiner Ankunft schon vor seinem Eintritt angenommen war, vom einzelnen und von Kulturen, Rassen, Epochen in verschiedener Haltung bestanden. Im Zustand natürlicher Gesundheit stirbt der Mensch fast immer eines »unnatürlichen« Todes, indem ihn z. B. früh eine epidemische Infektion hinwegrafft.[61] Er bekommt den Tod in voller Härte zu spüren, aber er kennt es nicht anders, und eine voll ausgelebte Lebensspanne hat etwas von doppelter Gnade. Im Gefüge der Zivilisationswelt hingegen stirbt er eines natürlichen Todes – am Ende seiner vitalen Frist und Möglichkeiten. Er lebt die Spanne aus, um zu leben, gleichgültig wie. Die Gesundheit und ihr Genuß, ihr sinnliches Auskosten, bleiben bis ins hohe Alter Lebensziel, um dessentwillen alle Leiden hingenommen werden. Früher kamen Krankheiten von Gott oder dem Teufel

[61] Selbst in der Gefahrenzone des Krieges wurde diese Todesart an Häufigkeit nicht übertroffen. Der Deutsch-Französische Krieg 1870/71 ist der erste in den Annalen der Kriegsgeschichte, der mehr Todesfälle durch Kampf als durch ansteckende Krankheiten hervorgerufen hat.

und forderten deshalb die Hinwendung zur transzendenten Dialektik. Nun sollen sie ein zufälliges Mißgeschick repräsentieren, das dann natürlich die Geschicklichkeit im Vermeiden herausfordert und kaum die Selbstbesinnung anregt. Derart geht aber der Sinn der Widrigkeiten verloren und die Übung, den Tod vorwegnehmend zu bestehen, ihn, von dem es vielleicht mit Recht heißt, daß er den Menschen im Zustand seiner schwächsten Verfassung antreffe, gleichsam an der seichtesten, nicht an seiner tiefsten Stelle auslotend.

Die Sprache mit ihrer Erinnerung an das Gedachte und Denknotwendige weiß zu unterscheiden zwischen Leid und Krankheit. Die beiden Worte enthalten einen graduellen ebenso wie einen Wesens-Unterschied. Wenn gesagt wird, ein Mensch sei leidend, so ist damit die eigentliche Unheilbarkeit angedeutet. Das Wort Krankheit gibt eher die reine Feststellung der gestörten Funktion, ohne Motiv und Prognose zu berühren. Krankheit mag vorübergehen, man erholt sich von ihr. Ein Leid prägt, und zwar in einem umfassenden Sinn psychophysischer Gleichzeitigkeit. Der Akzent ruht weder auf der körperlichen noch auf der psychischen Seite. Im Leid konfluieren die Ebenen und sind recht in- und durcheinander gegeben.

Die Heilbarkeit zu erkunden, ist eine der Hauptaufgaben der Psychotherapie. Zugleich ist mit der Reflexion auf sie wieder die Paradoxie der menschlichen Existenz, die in Leid und Krankheit erkennbar wird, angerührt. Nimmt man nicht das Leid in der Krankheit wahr, sondern nur die Krankheit am Leiden, dann gibt es keine Möglichkeit, die dem psychophysischen Dualismus nachgebildete Zweiteilung in organische und funktionelle oder psychogene Krankheiten zu überwinden. Je nachdem, ob man eine Krankheit als Zufall im weiteren Sinne oder als Erscheinung ansieht, in der immer ein Kompromiß mit einer menschlichen Ausdrucksbewegung enthalten ist – je nachdem wird sich eine andere Therapie anbieten. Der Zufall enthüllt eine Faktorenreihe, deren Wirkung verborgen nahte und plötzlich, überraschend hervortritt. Der Zufall trifft den Menschen immer von außen, auch wenn er im Innern seines Leibes heranreift, wie eine über Nacht zufallende Krankheit, weil dann auch dieser Leib begriffen wird, als gehöre er nur zur gegenständlichen Welt. Man sagt: »mein Leib«, man sagt nie: »mein Ich«, sondern einfach »Ich« und unterscheidet damit, daß jedermann mit seinem Leib nicht völlig identisch ist.

Es versteht sich, daß man der Zufälligkeit dadurch nicht entgeht, daß man an einer plötzlich in Erscheinung tretenden Krankheit – etwa einem Blutsturz – eine seit langem unbemerkt verlaufene Pathogenese aufdeckt. Es bleibt dann immer noch eine Art Zufall, daß dieser Mensch in einem bestimmten Lebensabschnitt die Krankheit erworben hat, daß sich eine Infektionsmöglichkeit mit einer Resistenzschwäche seines Organismus traf, so daß die Krankheitskeime sich ansiedeln konnten.

Sicher gibt es unzählige Krankheitsgeschichten – man denke an die Kinderkrankheiten, an den Zusammenbruch im Alter –, in denen es nicht gelingt, hinter die bloße Tatsache der Erkrankung zu gelangen und damit das Zufällige ins Sinnvolle zu wenden. Man muß dann hinnehmen, daß die Erkenntnisgrenze erreicht ist, bevor eine befriedigende Auflösung gelang; der Sinnzusammenhang bleibt verhüllt. Es besteht aber kein Grund, anzunehmen, diese Krankheiten hätten keinen zum erkrankten Individuum relativen Sinn. Erklärt man das Sinngeschehen, ob erkannt und erkennbar oder nicht, der Krankheit immanent, dann folgt daraus, daß sie nicht allein vom Körper, sondern ebenso von den Formen der höheren menschlichen Identität, vom »Ich« und »Selbst«, ihren Ausgang genommen hat, daß ihrer Genese der okkasionelle Charakter eigen ist, der mindestens diese beiden Wirklichkeiten bindet.

6. Es geht um eine Anthropotherapie

Wenn aber in einem Krankheitsgeschehen erkannt ist, daß es einer Disjunktion von Leid und Krankheit dienen, daß mit Krankheit ein Leid abgekauft werden soll, dann schalten als therapeutische Möglichkeit alle einer solchen Pathogenese unangemessenen Maßnahmen aus. Wenn – geschichtlich gesehen – die Krankheit im »Ich« und »Selbst« begonnen hat, dann muß auch die Therapie dort ansetzen. Soll Heilung, Gesundung erreicht werden, dann hängt sie ganz vom Kranken selbst ab. Wessen er bedarf, ist nur ein spiegelndes Medium, das ihm gestattet, den Vorgang der Selbstwahrnehmung anschaubar werden zu lassen. Dem Therapeuten fällt jetzt nicht mehr die Rolle des Akteurs zu. Der Patient, der bisher auch die Therapie »passieren« ließ, spielt allein. Wenn ihm das Gespräch mit dem Arzt eine plastische Vorstellung seiner selbst zu vermitteln vermag, dann ist dies im Prinzip kein anderer Vorgang, als wenn er sein Bild aus der Hand eines Malers betrachtet, der nicht die persona – die Maske – darstellen wollte, sondern das Antlitz – πρόσωπον.

Leibheilkunde – Somatotherapie – genügt beim Menschen nicht. Es tritt neben sie eine Psychotherapie, die es aber nicht dabei bewenden lassen kann, das seelische Motiv neben die organische Kausalität zu stellen, die vielmehr mit dem, was sie hinzubringen möchte, die Therapie überhaupt zur Anthropotherapie erheben will.

Die große Entdeckung, welche die Psychotherapie gebracht hat, bestand in der Erforschung des Unbewußten. Und da dieses nicht nur dem kranken Menschen, sondern dem Menschen überhaupt eigen ist, hat sie wohl ein Recht, nicht nur Krankheits-, sondern Menschenkunde zu treiben. Intuitive und spekulative Einsichten in die unbewußte Seite der menschlichen Existenz haben zu allen Zeiten bestanden. Eine konsequente Erforschung dieses Reiches durch die Aufdeckung seiner Macht und seines Anteiles an jeder menschlichen Handlung hat es vor Beginn der Tiefenpsychologie nicht gegeben. Alle Konstruktionen, die hier durch den Hinweis auf »Vorläufer« Anciennität, Tradition vortäuschen wollen, verdecken die Tatsache, daß es sich im Wirkungsbereich des Arztes um einen epochalen Beginn handelt, darüber hinaus um eine Wegmarke in der Selbsterkenntnis des Menschen.

7. Das Mitleid im Verhältnis Arzt – Kranker

Die Besonderheit der Psychotherapie drückt sich auch darin aus, daß in ihr die Schicksalsdistanz zwischen Arzt und Krankem sich verändert hat. Wie immer in diesem sozialen Verhältnis tritt ein hilfesuchender Mensch vor den Arzt. Es gilt, Krankheit zu heilen; aber der Arzt selbst ist nun nicht mehr der Heile, der die Krankheit des Patienten nicht »spürt«. Den Kranken zu der Wahrnehmung zu bringen, in der er sich verdrängtes, verdecktes Leid enthüllt, bedeutet in der Psychotherapie Heilung, mindestens den Ansatz zu ihr. An diesem Prozeß kann der Arzt nicht unbeteiligt sein, wie an einem Zufall, der einen anderen Menschen getroffen hat. Was er vermittelt, vermittelt er sich prinzipiell selbst. Was er wahrnimmt, von dem kann er mit Marc Aurel sagen, es werde nicht mit Augen gesehen, sondern mit einer Sehkraft anderer Art, nämlich aus der

Identität jeder menschlichen Existenz vor dem Verborgenen, das in ihr selbst beginnt.

Durch eine bloß pragmatische Hilfe wird die Schicksalsdistanz von Arzt und Krankem nicht verringert. In der Psychotherapie treffen sich aber beide in der gleichen Not, nur der Grad ihrer brennenden Aktualität ist verschieden; aber nicht derart, daß sie beim Arzt geringer wäre, sondern, umgekehrt, beim Kranken, der sich in einen Kompromiß flüchtend beruhigen will, aber dessen Unzulässigkeit an der Unruhe bemerkt, an Schmerz, Zwang, Sucht, Wahn und Trauer, an denen er krankt. Das Amt des Arztes ist in der Psychotherapie wiedergefunden, der Boden, der alle seine richtigen und irrtümlichen Taten trägt – das zwischenmenschliche Verhältnis. Auch ist das Mitleid, das den Entschluß zur Wahl des ärztlichen Berufes bestimmen muß, als eine Regung erkannt, die der Ebene existentieller Identität entstammt; denn mitleidend bleibt der Mensch »gespannt auf die Wahrheit seines Seins«.

X. Schluß

Leistung und Grenzen der Psychotherapie

Vor knapp einem Menschenalter begann die Psychoanalyse mit Breuers und Freuds Entdeckung, daß die Hysterien nicht die skurrilen Äußerungen »schlechter« Charaktere sind. Inzwischen hat sie – Funde auf Funde häufend – das Bild vom Menschen um das Wissen vom Unbewußten bereichert und so der Anthropologie einen veränderten Inhalt gegeben, einen neuen Forschungsweg aufgezeigt. Es waren Krankheiten, die diese Entdeckungen veranlaßten, und Ärzte, denen sie gelangen. So bleibt die Psychotherapie – vielleicht zum Ärger mancher – im Lager der Medizin. Aber sie geht den großen Fragen der menschlichen Existenz nicht mehr aus dem Wege, sie »in der philosophischen oder theologischen Fakultät wohl geborgen wähnend«. Hier Problemen auszuweichen bedeutet, sie ein für allemal zu verlieren, die Menschenkenntnis zu verlieren.

Der Widerstand, dem Psychotherapie – besonders an deutschen Universitäten – allseits begegnete, kann sie nicht mehr in den Negativismus von Antipositionen hineintreiben. Sie besitzt genug Einsicht, um zu wissen, daß es in der Situation, zu der sie sich bereits durchgekämpft hat, auf ein Höchstmaß an Vorurteilslosigkeit ankommt. Wo man ihr diese nicht entgegenbringt, kennt sie die Motive. Daß sie nicht das Schicksal besiegen kann, weiß sie – auch dies, daß »keine der psychotherapeutischen Schulen an die Unheiltiefe der abendländischen Menschheit heranreicht«. [62] Hier beginnt ein Jenseits ihrer Möglichkeiten, dem sie nur Stück um Stück, in winzigen Schritten durch die Hilfe, die sie dem einzelnen zu geben versucht, näher kommt, ohne die Aussicht, aber nicht ohne die Hoffnung, je den Gang im großen zu wenden.

Psychotherapie sucht ebenso die Nähe der Naturwissenschaften, wie sie sich aus dem Erfahrungsgut der Theologie und Philosophie, in Jahrtausenden gesammelt, belehren läßt. Wo sie widerspricht, will sie diesen Widerspruch immer als dialektischen Vorgang, nicht als Widerspruch um seiner selbst willen verstanden wissen, eingedenk der Äußerung Goethes, daß Religion, Kunst und Wissenschaft »eins sind von Anfang und am Ende, wenngleich in der

[62] V. v. Gebsattel, *Not und Hilfe*, Kolmar o. J., S. 47.

Mitte getrennt«.[63] Psychotherapie bedient sich der Reflexion. Diese kann nur einsetzen, wo Aktion voranging. Darin ist beschlossen, daß auch sie dem Gang der Geschichte nachhinkt. Sie wird, wie andere Heilweisen auch, die Krankheit nicht besiegen. Sie will es nicht. Was sie will, ist: Mithilfe bei der Meisterung des Leids. Die Anstrengung der Selbsterkenntnis in ihr wird belohnt durch wirkliches Gesunden und Heilen. Dazu gehört aber unabdingbar ein Hinnehmen des der menschlichen Existenz mitgegebenen Leids. So erreicht sie oft nicht mehr als die Verwandlung von Krankheit in Leid, aber in ein Leid, das den Rang des *homo sapiens* erhöht, weil es seine Freiheit nicht vernichtet. Und darin ist die Voraussetzung für alles, was er gegenüber dem »Unentrinnbaren« zu erreichen vermag, beschlossen.

[63] Brief an Schubert vom 21.4.1819.

edition suhrkamp

Alphabetisches Verzeichnis der edition suhrkamp